Nadine Berling
Essstörungen
Begleitende Ernährungstherapie und Naturheilkunde

D1718134

Nadine Berling

Essstörungen

Begleitende Ernährungstherapie und Naturheilkunde

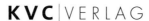

KVC Verlag

NATUR UND MEDIZIN e. V.

Am Deimelsberg 36, 45276 Essen

Tel.: (0201) 56305 70, Fax: (0201) 56305 60

www.kvc-verlag.de

Berling, Nadine

Essstörungen – Begleitende Ernährungstherapie und Naturheilkunde

Wichtiger Hinweis: Für Angaben über Dosierungsanweisungen und Applikationsformen kann vom Verlag keine Gewähr übernommen werden. Jede Dosierung oder Applikation erfolgt auf eigene Gefahr des Benutzers. Geschützte Warennamen (Warenzeichen) werden nicht besonders kenntlich gemacht.

ISBN 978-3-96562-050-6

© KVC Verlag – NATUR UND MEDIZIN e. V., Essen 2021

Fotos: © Nadine Berling (Titel und Innenteil), © reinhard sester - Adobe Stock (S. 124)

Gestaltung: eye-d Designbüro, Essen

Druck: Margreff Druck, Essen

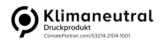

Klimaneutral
Druckprodukt
ClimatePartner.com/53214-2104-1001

Einleitung: Störungen im Essverhalten

Unter „Essstörungen" versteht man verschiedene seelische Krankheiten, die sich im Essverhalten äußern und zu mitunter schweren körperlichen Symptomen führen. Krankhaftes Essverhalten reicht von regelmäßigem und unkontrolliertem Essen übergroßer Nahrungsmengen, über den Missbrauch von Abführmitteln, nächtliches Essen großer Nahrungsmengen, Essen begleitet von exzessivem Sporttreiben bis zum Verweigern von Nahrungsaufnahme. Begleitend leiden viele Menschen mit Essstörungen unter Angst und Panik, Zwangsstörungen und Suchtverhalten.

Ein gestörtes Essverhalten ist kein seltenes Phänomen: Weltweit sind mehrere Millionen Menschen davon betroffen, zumeist Frauen zwischen 12 und 35 Jahren.

Der Leidensdruck von Menschen mit einem gestörten Essverhalten ist häufig enorm groß, zentrale Themen sind Kontrolle und Kontrollverlust. Das Gefühl, sich beim Essen kontrollieren zu müssen, bedeutet eine ständige Auseinandersetzung mit den Gedanken, Gefühlen und körperlichen Bedürfnissen. Entgleitet die Kontrolle beim Essen und Trinken, z. B. bei einem Essanfall, entstehen Gefühle von Schuld und Verzweiflung. Magersüchtige Frauen nehmen sich oft vor, eine ganz bestimmte Nahrungs- und Kalorienmenge zu sich zu nehmen. Während des Essens aber fühlen sie ein Teufelchen auf der rechten Schulter sitzen und laut rufen: „Tu es nicht! Iss weniger!" Ein Engelchen auf der linken Schulter hält dagegen: „Du darfst Dir dieses Obst gönnen. Du brauchst Vitamine." Unabhängig davon, um welche Essstörung es sich handelt, finden bei nahezu allen Menschen mit gestörtem Essverhalten innere und oft qualvolle Dialoge statt, die sich um Kontrolle und Kontrollverlust, innere Stärke und Schwäche, Genuss und Widerwillen, um Hochgefühle und Schuld drehen.

Menschen mit Essstörungen, vor allem mit Magersucht, haben oft ein Leben lang mit ihrer Erkrankung zu kämpfen. In der Therapie nimmt daher die Symptomfreiheit (Remission) einen hohen Stellenwert ein. Verfahren aus der Naturheilkunde, wie zum Beispiel Entspannungsübungen und Zubereitungen aus Heilpflanzen, können dabei helfen, symptomfrei zu werden oder zu bleiben.

Begleitende naturheilkundliche Therapien und Ernährungsberatung

Es ist kaum möglich, jede Facette einer Essstörung zu beleuchten, denn kein Mensch ist wie der andere. Vielmehr ist es mein Wunsch, die wichtigsten Aspekte der jeweiligen Essstörung herauszustellen und bewährte Behandlungsmethoden vorzustellen. Ein weiterer Schwerpunkt in diesem Buch liegt auf unterstützenden Behandlungsmethoden: Welche Hilfestellung können naturheilkundliche Therapien liefern? Wann kann eine Ernährungstherapie unterstützend helfen? Können Zubereitungen aus Heilpflanzen Symptome abmildern? Und was können Sie selbst tun, um den eigenen Heilungsprozess zu unterstützen?

Grundlage für die fachlichen Informationen bildet die medizinische Leitlinie zur Diagnostik und Behandlung der Essstörungen aus dem Jahr 2020, die von Experten aus den Gebieten der Psychosomatik, Psychotherapie, Psychiatrie und Nervenheilkunde ausgearbeitet wurde. Zudem werden die Ergebnisse zahlreicher Untersuchungen aus der medizinischen Forschung in diesem Ratgeber berücksichtigt und zusammengefasst. Weiterhin fließen mein Fachwissen als Ernährungstherapeutin und meine Erfahrungen aus der interdisziplinären Zusammenarbeit mit Psychotherapeutinnen und Medizinern in dieses Buch mit ein: Die unterstützende und ambulante Behandlung von Menschen mit einem gestörten Essverhalten gehört zu meinen Arbeitsschwerpunkten.

Ein Buch für Betroffene, Angehörige und Freunde

Essstörungen zählen in der ärztlichen Klassifikation zu den psychischen und Verhaltensstörungen, aber sie sind natürlich viel mehr als nur Diagnose und Befunde: Sie betreffen die Kranken selbst und ihr gesamtes Umfeld in hohem Maße. Daher möchte ich mit diesem Buch auch einen Beitrag leisten, um nicht nur den Betroffenen selbst, sondern auch Angehörigen und Freunden einen Einblick in die Ursachen, Behandlungen und Heilungschancen einer Essstörung zu geben. Die Sichtweise des anderen zu verstehen und sich gegenseitig zu unterstützen, sind zwei große Anliegen meines Buches. Angehörigen und Freunden fällt es oft schwer, die Gründe eines Menschen mit gestörtem Essverhalten nachzuvollziehen. Umgekehrt fällt es Betroffenen oft schwer, das Verhalten von nahestehenden Menschen und Therapeuten zu deuten oder zu akzeptieren.

Dass dieses Buch heute in Ihren Händen liegt, verdanken Sie und ich den vielen Menschen, die direkt und indirekt mitgewirkt haben: Betroffene, die aus eigenem Antrieb Berichte über ihre Erkrankung geschrieben haben oder zu einem Interview bereit waren. Das war für viele eine kräftezehrende Auseinandersetzung mit ihrer derzeitigen Erkrankung oder eine Reise zurück in die oft leidvolle Vergangenheit. Ihr Wunsch, gehört zu werden, anderen Menschen zu helfen und Aufklärung zu betreiben, war für die vielen Betroffenen der Motor, sich zu öffnen.

Angehörige und andere nahestehende Menschen fühlen sich oft hilflos und hoffen, durch ihren Beitrag zu diesem Buch anderen Menschen in ihrer Lage eine Stütze zu sein oder Anregungen zu liefern. Zudem wollen sie anderen mitteilen, welche Gefühle und Gedanken sie durchleben. Sind die Zeichen der Essstörung unübersehbar und offensichtlich, fühlen nahestehende Menschen häufig mit, wissen aber nicht, ob und wie sie den Betroffenen ansprechen sollen oder wie sie helfen können. Andere reagieren offensiv und fühlen sich traurig und zuweilen verzweifelt, wenn sie merken, dass ihre Bemühungen nicht fruchten.

In der Tat reagieren manche Menschen mit einem gestörten Essverhalten auf ein Gespräch mit Ablehnung oder Wut: Sie fühlen sich dann ertappt, kontrolliert oder missverstanden. Retrospektiv berichten aber die meisten Betroffenen, dass das Gespräch dazu beigetragen hat, ihre Augen zu öffnen und die Einsicht in notwendige Veränderungen zu schärfen.

Auch Ärztinnen und Ärzte, Psychotherapeutinnen und -therapeuten sowie andere Fachleute waren für dieses Buch zu einem Interview bereit, worüber ich sehr dankbar bin. Mit ihren Beiträgen möchten sie Betroffenen und Nahestehenden Mut machen, sich nicht in eine „Schublade" stecken zu lassen. Die Gespräche mit Therapeutinnen und Therapeuten liefern tiefe und wertvolle Einblicke in die Vorbeugung und Nachsorge von Essstörungen. Dafür danke ich den Kolleginnen und Kollegen für ihre Berichte sehr.

Dieses Buch ist keine Anleitung nach dem Motto „Raus aus der Essstörung". Es soll vielmehr Mut machen und individuell dort Gedankenanstöße liefern, wo Hilfe zur Umsetzung in die Tat gebraucht wird. Zudem soll es die Unsicherheit mindern und anregen, aufeinander zuzugehen und miteinander zu reden. Gegenseitiges Verständnis kann ein wichtiger Schritt sein, um die Erkrankung gemeinsam möglichst gut durchzustehen, die notwendigen Therapien zu unterstützen und die Heilung zu fördern.

In diesem Buch habe ich mich um eine gendergerechte Schreibweise bemüht. Daher finden Sie, wann immer möglich, geschlechtsneutrale Begriffe. Auch werden häufig die weibliche und die männliche Bezeichnung genannt. Bei Erkrankungen, die vorwiegend ein Geschlecht betreffen, wird in der Regel die weibliche Form verwendet. Männer und andere Geschlechter sind jedoch mitgemeint. Alle Geschlechter sind ebenfalls mitgemeint, wenn im Text z. B. von der Hausärztin, der Psychologin oder dem Psychiater die Rede ist.

Kapitel 1: Essstörungen

Klassische Essstörungen

Magersucht, Bulimie und das Binge-Eating-Verhalten werden als „klassische" Essstörungen bezeichnet. Sie gehören zu den häufigsten Erkrankungen innerhalb der Gruppe der Essstörungen und sind am besten untersucht. Der größte Teil des Buches ist diesen drei Störungen gewidmet. Neben den klassischen gibt es die sogenannten atypischen Essstörungen. Auch ihnen ist jeweils ein eigenes Kapitel gewidmet. Dabei handelt es sich entweder um eine der drei klassischen Essstörungen, die sich nicht vollumfänglich zeigen, oder um ein eigenständiges Krankheitsbild. Die folgenden Angaben fassen die Essstörungen mit Informationen zur Namensgebung, den gängigsten Abkürzungen und den wichtigsten Merkmalen der Erkrankung zusammen.

- **Magersucht:** In der Fachsprache wird die Magersucht Anorexia nervosa (AN) oder kurz Anorexie genannt. Wörtlich übersetzt heißt sie „nervlich bedingte Appetitlosigkeit". Bei der Magersucht bestehen ein starkes Untergewicht, das selbst herbeigeführt wurde, eine Fehlwahrnehmung des eigenen Körpers (Körperbildstörung oder Körperschemastörung) und ein gestörter Hormonhaushalt als Folge des Nahrungsverzichts.
- **Bulimie:** In der Fachsprache wird die Bulimie als Bulimia nervosa (BN) bezeichnet. Bulimia nervosa kann mit „nervlich bedingtem Ochsenhunger (Heißhunger)" übersetzt werden. Zu den wichtigsten Kennzeichen der Bulimie gehören unkontrollierte Essanfälle, denen Gegenmaßnahmen folgen. Die Bulimie wird auch als Ess-Brechsucht bezeichnet, was jedoch zu kurz greift, da nicht alle Bulimie-Betroffenen nach dem Essen erbrechen, sondern auch andere Gegenmaßnahmen wie z. B. Abführmittel anwenden.
- **Binge-Eating-Verhalten** wird auch als Binge-Eating-Störung oder Binge-Eating-Syndrom (BES) bezeichnet. *Binge* ist das englische Wort

für Gelage, also das übermäßige Essen. Die wichtigsten Merkmale des Binge-Eating-Verhaltens sind unkontrollierte Essanfälle ohne anschließende Gegenmaßnahmen, aber mit einem hohen Leidensdruck (z. B. Schamgefühle) nach dem Essanfall. Das Binge-Eating-Verhalten wird manchmal mit dem Wort „Esssucht" übersetzt. Betroffene empfinden diese Übersetzung zumeist als demütigend, da sie nicht permanent den Drang haben zu essen, sondern an einer psychischen Krankheit leiden, bei der sie unter bestimmten Voraussetzungen die Kontrolle beim Essen verlieren.

Atypische und seltene Essstörungen

Atypische Formen von Essstörungen werden von Fachleuten meist mit dem dazugehörigen Fachausdruck bekannt, also atypische Magersucht, atypische Bulimie, atypisches Binge-Eating-Verhalten. Die atypischen Formen der klassischen Essstörungen äußern sich dadurch, dass bestimmte Merkmale der Erkrankung auftreten, andere jedoch fehlen. Weitere Informationen finden Sie weiter unten im entsprechenden Kapitel.

Darüber hinaus gibt es eine Reihe von seltenen Essstörungen, die hier aufgelistet und weiter unten näher beschrieben werden:

- **Night-Eating-Syndrom (NES):** Beim Night-Eating- oder Nachtessen-Syndrom haben Betroffene das Gefühl, nicht einschlafen zu können, ohne etwas gegessen zu haben. Sie nehmen spätabends oder nachts bis zu 50 % der täglichen Nahrungsmenge zu sich.
- **Purging-Verhalten** oder **Purging-Störung:** Das englische Wort *purge* bedeutet „reinigen" oder „spülen". Purging-Betroffene haben das Gefühl, einen Essanfall zu erleiden, obwohl sie objektiv betrachtet eine normalgroße Portion verzehrt haben. Dem folgt die Angst vor einer Gewichtszunahme und die Einleitung von Gegenmaßnahmen wie z. B. die Einnahme von Abführmitteln oder Erbrechen.
- **Pica-Störung:** Die Pica-Störung bzw. das Pica-Syndrom ist abgeleitet vom lateinischen Wort *pica* = Elster. Menschen, die von der Pica-Störung betroffen sind, essen Ungenießbares wie Papier oder Holz.
- **Ruminationsstörung:** Das Wort „Rumination" bedeutet wörtlich „Wiederkäuen". Menschen mit einer Ruminationsstörung würgen unfreiwillig

kleine Speisemengen nach dem Essen aus dem Magen wieder hoch und kauen diese erneut oder spucken sie aus.

- **ARFID:** Avoidant and Restictive Food Intake Disorder ist eine Störung, die im Kindesalter auftritt und durch Verweigerung bzw. starke Einschränkung bei der Nahrungsaufnahme zusammen mit Untergewicht und einem Risiko für Mangelernährung gekennzeichnet ist. Im Gegensatz zur Magersucht sind die Kinder nicht von einer Körperbildstörung betroffen.

Hinweis

Aufgrund der sprachlichen Vereinfachung und besseren Lesbarkeit werden alle Essstörungen außer Magersucht, Bulimie und Binge-Eating-Verhalten in diesem Buch als atypische Essstörungen bezeichnet. In Fachkreisen wird oft noch weiter unterschieden. Dann ist bei den jeweiligen Krankheitsbildern z. B. von „nicht näher bezeichneten Essstörungen" oder von „anderen näher bezeichneten Essstörungen" die Rede.

Ein problematisches Essverhalten ist immer Ausdruck tief verankerter seelischer Schwierigkeiten. Vereinfacht ausgedrückt äußern sie sich durch:

- Nahrungsverweigerung, z. B. Magersucht und ARFID.
- Essanfälle mit anschließenden Gegenmaßnahmen, z. B. Bulimie und Purging-Verhalten
- Essanfälle ohne Gegenmaßnahmen, z. B. Binge-Eating- und Night-Eating-Syndrom
- Abweichendes Essverhalten, z. B. Pica und Ruminationsstörung

Essstörungen sind keine starren Krankheitsbilder, oft treten Merkmale mehrerer Essstörungen auf, oder sie gehen ineinander über. Zudem können einige Essstörungen zeitgleich auftreten: ARFID kann beispielsweise zusammen mit einer Ruminationsstörung vorkommen. Auch die Magersucht muss sich nicht immer in ihrer vollen Ausprägung zeigen: Es gibt Magersüchtige, die sehr geringe Nahrungs- und Kalorienmengen zu sich nehmen, aber trotzdem normalgewichtig sind. Der Grund hierfür kann

z. B. eine vorangegangene Fettleibigkeit sein: Bei Frauen und Männern, die lange Zeit ein stark erhöhtes Körpergewicht hatten, stagniert dieses manchmal ab einem bestimmten Gewicht. Zudem muss ein gestörtes Essverhalten nicht durchgängig auftreten: Bei einigen Bulimikern und Binge-Eatern tritt das Verhalten lediglich phasenweise auf und wird dann von einer Phase ohne Schwierigkeiten mit dem Essen abgelöst (Symptomfreiheit/Remission). Auch in diesen Fällen ist von einer atypischen Essstörung die Rede.

Tabelle 1: Überblick über die Essstörungen

Essen vermeiden	Essen mit Gegenmaßnahmen	Essen ohne Gegenmaßnahmen	Abweichendes Essverhalten
Magersucht (S. 41 ff.)	Bulimie (S. 59 ff.)	Binge-Eating (S. 71 ff.)	Ruminationsstörung (S. 98 ff.)
Atypische Magersucht (S. 81 ff.)	Purging-Verhalten (S. 92 ff.)	Binge-Eating mit geringer Häufigkeit der Essattacken und/ oder von begrenzter Dauer (S. 81 ff.)	Pica (S. 96 ff.)
Essstörung mit Vermeidung oder Einschränkung der Nahrungsaufnahme (ARFID, S. 101 ff.)	Bulimie mit geringer Häufigkeit der Essattacken und/ oder von begrenzter Dauer (S. 81 ff.)	Night-Eating-Syndrom (S. 85 ff.)	

Kapitel 2: Spurensuche – Ursachen, Auslöser und Risikofaktoren

Komplexes Zusammenspiel vieler Faktoren

Gedanken und Gefühle spielen bei der Entstehung von Essstörungen herausragende Rollen. Allerdings gibt es nicht den einen Grund, der als Auslöser für eine Essstörung verantwortlich ist. Persönliche Erfahrungen und Erlebnisse sowie erlernte Kompensationsmethoden können in Phasen schwieriger Lebenssituationen zusammenspielen und eine Essstörung auslösen. Aber auch mangelnder Halt, Ängstlichkeit, Selbstunsicherheit, ein geringes Selbstwertgefühl, Einsamkeit, oft erlebter Kontrollverlust und Leistungsdruck können dazu führen, dass Menschen beginnen, unkontrolliert zu essen oder das Essen weitestgehend einzustellen.

Führen die genannten Faktoren nun zwangsläufig zu einem gestörten Essverhalten? Die Antwort hierauf lautet nein, aber sie können die Wahrscheinlichkeit für die Entstehung einer Essstörung erhöhen. Diese entsteht immer durch ein komplexes Zusammenspiel verschiedenster Faktoren.

Margarete, 48 Jahre, atypische Binge-Eaterin mit Essanfällen in unregelmäßigen Zeitabständen

Bis zu meinem 16. Lebensjahr war ich schlank, lebensfroh und eine gute Schülerin. Dann bekam ich einen neuen Mathelehrer, der meine Leistung, aber auch meine Persönlichkeit mit meinem Cousin verglich, den er zuvor unterrichtet hatte. Bei jeder Gelegenheit bescheinigte er mir, dass meine Leistungen in Mathematik schlecht sind – vor allem im Vergleich zu meinem Cousin. Nach einiger Zeit begann er zudem, meine Befähigung, das Gymnasium zu besuchen, in Frage zu stellen. Vor jeder Mathestunde hatte ich zunehmend Herzrasen und Angst und empfand Anflüge von Panik. Um mich zu beruhigen, tröstete ich mich mit Schokolade oder Weingummi. Das half mir, die Angriffe des Lehrers wegzulächeln. Dass ich zwischenzeitlich acht Kilo zunahm, fiel noch nicht sonderlich auf. In einem Elterngespräch überzeugte der Lehrer dann meinen Vater, dass ich keine geeignete Gymnasiastin bin und die Schulform wechseln sollte. Ich lehnte mich zuerst dagegen auf, merkte dann aber, dass mir niemand den nötigen Halt bot, den ich in dieser Zeit gebraucht hätte. Geschweige denn, dass mir jemand im Umgang mit dem Lehrer geholfen hat. Zu allem Übel begann mein Vater, meine Leistungsfähigkeit ebenfalls in Frage zu stellen. Da fielen Aussprüche wie „Glaubst Du wirklich, dass Du das Abitur irgendwann schaffen kannst? Ich meine, eine Ausbildung als Arzthelferin ist besser für Dich geeignet."

Mit der Zeit begann ich es aufzugeben, an meine Fähigkeiten und Kompetenzen zu glauben, verließ das Gymnasium, schaffte die Realschule mit Ach und Krach, führte anschließend eine Ausbildung als Arzthelferin durch und drückte meinen Kummer mit Süßigkeiten weg. Jahr für Jahr stieg mein Gewicht. Ich probierte unzählige Diäten aus und hatte kurzzeitigen Erfolg. Irgendwann folgten aber wieder kritische Aussprüche von meinem Vater. Dann warf ich meine Ziele über Bord: Ich würde es ja sowieso nicht schaffen, irgendetwas zu erreichen. Mit der Zeit verfiel ich beim Süßigkeiten-Essen wie in einen Rausch. Ich konnte, und ich wollte mich nicht zügeln. Erst Wochen später flachte das Gefühl, essen zu müssen ab, und ich stieg auf die Waage. Dann folgte zumeist der nächste, verzweifelte Versuch abzunehmen.

Mir war lange nicht bewusst, was die Auslöser für meine Essanfälle sind. Seit sie mir klar geworden sind, schaffe ich es immer öfter, „halt!" oder „stopp!" vor einem drohenden Essanfall zu sagen und tue Dinge, die mir guttun. Zum Beispiel mache ich einen Spaziergang mit meinem Mann, der mir ruhig zuhört, oder ich trinke eine Tasse Kaffee und setze mich dabei auf meinen Lieblingsplatz im Garten. Manchmal suche ich auch Hilfe bei meinem Psychotherapeuten oder spreche mit meiner Ernährungstherapeutin.

Obwohl ich mir schon seit zwei Jahren darüber bewusst bin, was der Auslöser für meine Essanfälle ist, kommt es dennoch vor, dass ich nach einem „hässlichen" Gespräch mit meinem Vater in eine Phase der Essanfälle komme. Der Unterschied zu damals ist aber, dass es mir nach einem, spätestens aber nach drei Tagen eigenständig gelingt, wieder „normal" zu essen. Ganz nebenbei habe ich so in den vergangenen zwei Jahren 18 Kilo dauerhaft abgenommen. Ich bin immer noch stark übergewichtig, aber meine Reaktion auf schwierige Situationen ist mir wichtiger als der Wunsch nach der Kleidergröße, die ich mir seit Jahrzehnten wünsche.

Konformität und Restriktion

Etwa jedes zweite Mädchen und jeder dritte Junge im Alter von elf Jahren sind unzufrieden mit der Figur. Die Gründe hierfür sind nicht immer eindeutig. Dennoch gibt es verschiedene Anhaltspunkte, wie zum Beispiel der Wunsch nach Konformität, d. h. der Übereinstimmung mit der Einstellung und dem Verhalten anderer: Ein bestimmter Taillenumfang gilt als schön, klar definierte Bauchmuskeln sind ein Ideal, die zu einem attraktiven Körper gehören. Schlank zu sein, ist für viele Menschen gleichbedeutend mit Schönheit und Gesundheit. Konformität erleichtert zwar soziale Kontakte und verleiht scheinbare Sicherheit, sie führt aber auch zu Gruppenzwang. Dass Menschen, die bestimmte Ideale, Einstellungen oder Verhaltensweisen nicht erfüllen, von Gruppen ausgegrenzt werden, ist keine neue Erkenntnis.

Konformitätsdruck betrifft nicht nur Außenseiter, sondern vor allem die Mitglieder einer Gruppe untereinander. So kann allein die Angst vor einer Gewichtszunahme bereits im Kindes- und Jugendalter dazu führen, dass eine gewisse Kontrolle beim Essen und Trinken ausgeübt wird: Nicht selten werden Lebensmittel in erlaubte und verbotene oder gefährliche Speisen und Getränke eingeteilt, was zu Einschränkungen, also Restriktionen führen kann. Diese Einteilungen erfolgen zumeist nach subjektiven Kriterien: Ein Riegel Schokolade oder drei Marshmallows pro Tag sind erlaubt, mehr darf es aber nicht sein. Gegessen und getrunken wird häufig das, was erlaubt ist, und ausschließlich in bestimmten Mengen und Situationen. Zahlreiche meiner Patienten berichteten mir, dass diese Faktoren dazu beigetragen haben, Angst vor dem

Essen zu entwickeln, heimlich zu naschen und vor allem, ein schlechtes Gewissen zu entwickeln, wenn das Verbotene bzw. zu viel davon gegessen wurde oder der Zeitpunkt falsch war (z. B. naschen, ohne vorher Sport gemacht zu haben).

Schlanksein um jeden Preis: Risikogruppe Diabetikerinnen

Bei Menschen mit einem Typ-1-Diabetes bildet die Bauchspeicheldrüse kein Insulin. Es muss in Form von Injektionen zugeführt werden. Auch bei einem Typ-2-Diabetes kann es mit der Zeit notwendig werden, Insulin zu spritzen. Ein Typ-2-Diabetes tritt zumeist in der zweiten Lebenshälfte auf.

Insbesondere unter Typ-1-Diabetikerinnen ist die sogenannte Diabulimie (Diabetes + Bulimie) verbreitet. Sie tritt doppelt so oft auf wie bei Nicht-Diabetikerinnen. Nach einem Essanfall reduzieren die Diabetikerinnen vor allem abends die notwendige Insulindosis.

Die Rede ist auch von „Insulin-Purging" oder „Erbrechen über die Niere": Der niedrige Insulinspiegel führt zu einem erhöhten Blutzuckerspiegel, sodass die Nieren den Zucker einschließlich der Kalorien über den Urin ausschwemmen müssen. Dadurch verlieren Betroffene zwar an Gewicht, aber gleichzeitig werden die Blutgefäße und die Nerven geschädigt. Zudem kann die Behandlung der Grunderkrankung erheblich verkompliziert werden.

Leistungsdruck im Sport

Einige Sportarten wie Skisport, Ballett, Tanzsport und Laufsport erfordern ein hohes Maß an körperlicher Fitness, Schlankheit und Kontrolle über den Körper. Auch in anderen Sportarten wie beim Pferderennen und bei Boxwettkämpfen kann ein niedriges Körpergewicht Vorteile nach sich ziehen. Es ist daher kaum verwunderlich, dass Leistungssportlerinnen und ambitionierte Freizeitsportler besonders oft von der Magersucht betroffen sind: Sie sind auf Schlankheit und ein niedriges Körpergewicht angewiesen, um bestimmte Leistungen erbringen zu können. Eine australische

Studie ergab, dass 13,5 % aller Wettkampfsportlerinnen und -sportler von einer Essstörung betroffen sind oder Anzeichen einer Essstörung zeigen.

Hungern für bessere Bewertungen und mehr Leistung

Bei ästhetischen Sportarten wie Eiskunstlauf, Kunstturnen, Ballett und Tanzen ist der Anteil magersüchtiger Frauen mit 42 % besonders hoch. Es konnte gezeigt werden, dass Sportlerinnen mit einem niedrigeren Körpergewicht bei Wettkämpfen besser bewertet werden.

Männer mit einem gestörten Essverhalten sind überdurchschnittlich oft bei Antigravitationssportarten wie Skispringen, Hochsprung und Klettern anzutreffen. Mehr als jeder fünfte ist von einer Essstörung betroffen. Bei Antigravitationssportarten hat Schlanksein einen Einfluss auf die Leistung.

Das individuelle Essverhalten

Intuitives Essen ist für viele Menschen, die ihre Essstörung überwunden haben, einer der größten Gewinne, die sie erleben. Denn zu essen und zu trinken, wenn man hungrig ist und aufzuhören, wenn ein Sättigungsgefühl eintritt, wird oft als eine Wohltat erlebt.

Unterscheiden zu können, ob man Appetit, Heißhunger, Durst oder körperlichen Hunger hat, stellt für zahlreiche Menschen eine Herausforderung dar. Noch öfter kommt es jedoch vor, dass Menschen von einem fehlenden Sättigungsgefühl berichten. In der Tat kann dieses Gefühl über die Jahre verlorengehen, etwa wenn über lange Zeiträume nur eingeschränkt und kontrolliert gegessen wurde oder die Mahlzeiten eher nebenherlaufen und eine Nebensächlichkeit darstellen. Säuglinge wissen instinktiv, wann es Zeit zum Essen ist: Sie signalisieren, wenn sie hungrig sind, indem sie schreien, und schlafen ein, wenn sie satt sind.

Das individuelle Essverhalten entwickelt sich bereits in der frühen Kindheit. Es wird von den nahestehenden Menschen geprägt, den Eltern, Geschwistern und anderen Bezugspersonen. In der Kita beginnen Kinder, sich an weiteren Menschen und deren Essverhalten zu orientieren. Mit der

Zeit entwickeln sich so bestimmte Vorlieben und Abneigungen. Im Kindesalter prägen sich bestimmte Essmuster und Tischkulturen besonders leicht ein: Gibt es für eine erledigte Aufgabe regelmäßig Süßigkeiten als Belohnung, ist die Wahrscheinlichkeit gegeben, dass auch in Zukunft Süßigkeiten als Belohnung gegessen werden, da eine prägende Verknüpfung besteht. Gleiches gilt für Situationen des Misserfolgs: Wird ein Kind, nachdem es in der Schule gemobbt wurde, mit Bonbons getröstet, besteht die Möglichkeit, dass es auch im Erwachsenenalter bei Traurigkeit zu Süßem greift.

Auch die Tischkultur einer Familie wirkt sich auf das Essverhalten aus. Ist ein entspanntes Mittagessen, bei dem viel geredet und gelacht wird, die Regel, macht das gemeinsame Essen schlichtweg mehr Spaß, als wenn es keine festen Essenszeiten gibt, das Essen nebenher beim Fernsehen oder Computerspielen stattfindet. Noch schlimmer ist es, wenn das gemeinsame Essen zu einem Kampfplatz wird, wenn am Tisch gestritten oder regelmäßig über Probleme gesprochen wird. Ist das Essen mit Zwängen verbunden, verdirbt dies nicht selten den Appetit und die Lust am Essen.

„Giftigkeit" von Lebensmitteln

Noch immer existiert die Vorstellung, dass Essstörungen wie die Magersucht durch Probleme im Elternhaus ausgelöst werden. Selbstverständlich können Probleme mit den Eltern die auslösenden Ursachen sein, sie sind es aber nicht in jedem Fall. Ein insgesamt verringertes Selbstwertgefühl, der Durst nach Aufmerksamkeit und Anerkennung oder die Angst, durch bestimmte Lebensmittel krank zu werden, können ausschlaggebende Faktoren sein.

Während meiner Tätigkeit als ambulante Ernährungstherapeutin habe ich mehrmals erlebt, dass Informationen zum Beispiel über die „Giftigkeit" von Weizen der Beginn des gestörten Essverhaltens waren: Betroffene haben sich immer tiefer und einseitig in die Thematik eingelesen, auf Einzelmeinungen vertraut und mit der Zeit den Eindruck gewonnen, dass unzählige Lebensmittel der Gesundheit schaden: Durch bestimmte Algorithmen von Internetsuchmaschinen, die die Interessen der Leserinnen „berechnen", werden zunehmend Artikel und Bücher präsentiert, die scheinbare Belege für ungesunde Lebensmittel liefern und Angst vor negativen gesundheitlichen Folgen schüren. Nach und nach streichen

Betroffene den Speiseplan immer weiter zusammen. Zudem fehlt fast immer ein offenes Ohr für die Ängste seitens einer Vertrauensperson, oder die Ängste werden von Nahestehenden noch weiter befeuert. Schließlich bleibt vor lauter Angst vor dem Essen als Hilfeschrei nur noch das Nicht-Essen übrig. Mit anderen Worten: Erfahren Betroffene in derartigen Situationen keine Unterstützung, die ihnen die Angst vor dem Essen nimmt, kann die Verunsicherung in eine Essstörung münden.

Laura, 16 Jahre, magersüchtig

Seit meinem 11. Lebensjahr sind meine Eltern geschieden, und beide haben neue Partner. Das war für mich nur ganz selten ein Problem – die Streitereien meiner Eltern während der Ehe habe ich als viel belastender empfunden. Am liebsten hätte ich dauerhaft bei meinem Vater gewohnt. Wir hatten zwar öfters Zoff, aber wenn´s drauf ankam, war er immer da für mich. Das wollte Mama aber nicht. So pendelte ich zwischen den Haushalten meiner Eltern hin und her – mal vier Wochen bei meiner Mutter, mal eine Woche bei meinem Vater, dann wieder eine Woche bei meiner Mutter, und so weiter. Das ging mir auf die Nerven, zumal ich nie so richtig mit meiner Mutter reden konnte. Sie verstand mich im wahrsten Sinne des Wortes nicht. Außerdem drohte sie mir oft, wenn ich dies oder das nicht mache, dann darf ich gar nicht mehr bei Papa wohnen.

Dann begann ich wegen Rückenschmerzen eine Physiotherapie. Der Therapeut war ein junger interessanter Mann, der sich sehr für das Thema Ernährung interessierte. Von ihm erfuhr ich, dass Weizen wirklich schlecht für meine Gesundheit ist. Er lieh mir sogar ein Buch von einem amerikanischen Arzt aus, der sein Wissen über die schädlichen Eigenschaften des Weizens auf mehreren hundert Seiten niederschrieb. Ich war erschüttert! Ich begann, systematisch alle Lebensmittel nach Weizen oder Spuren von Weizen zu prüfen und verbannte sie alle von meinem Speiseplan. Das führte zunehmend zu Konflikten am Esstisch, auch mit meinem Vater. Ich hatte eine derart große Angst davor, mich mit Weizen zu vergiften, dass ich mich mit allen anlegte, die mich vom Gegenteil überzeugen wollten. Schließlich mied ich mehr und mehr gemeinsame Mahlzeiten, um meine Ruhe zu haben. Dann mied ich auch Treffen mit meinen Freunden, denn in der Vergangenheit haben wir bei unserem Zusammensein oft gemeinsam gegessen und getrunken.

Da ich zwischenzeitlich auch von der Giftigkeit anderer Getreidesorten, Zusatzstoffe, Aromen und Zucker erfahren hatte, wuchs meine Angst vor dem Essen und Trinken von Tag zu Tag. Natürlich bemerkte ich, wie dünn, kraftlos, müde, unkonzentriert und schlecht gelaunt ich war. Es kam mir so vor, als würde sich mein Bewusstsein hinter einem trüben Schleier abschotten. Auch empfand ich keinen Hunger mehr. Eigentlich empfand ich gar nichts mehr. Da war nichts außer Leere, dem Gefühl, ausgehöhlt zu sein. Ich isolierte mich von meinen Freunden, eigentlich von allen. Irgendwann kam ich in die Wohnung meines Vaters. Er stand mit gepackten Koffern vor mir und sagte, dass er mit mir zusammen in eine Klinik fahren würde, und dass man mir dort sicher helfen könne. All dies nahm ich achselzuckend zu Kenntnis.

Die ersten vier Wochen in der Psychiatrie erlebte ich weiterhin wie durch einen Schleier. Wenn ich aß, saß immer eine „Aufpasserin" neben mir, und ich durfte anschließend keinen Sport machen. Meine Hauptnahrung bestand aus „Astronautenkost".

Ich glaube, dass ich erst nach drei Monaten in der Klinik wirklich verstand, weswegen ich dort war, und ich brauchte weitere drei Monate, bis ich ein Gewicht erreicht hatte, das es mir erlaubte, nach Hause zu gehen. Während dieser Zeit und danach hat es mir sehr geholfen, über meine Ängste mit meiner Psychotherapeutin zu sprechen. Aber auch die Gespräche über die „Wirkung von Lebensmitteln" auf meine Gesundheit mit meiner Ernährungstherapeutin haben dazu beigetragen, dass ich heute wieder einigermaßen entspannt essen kann. Beim Weizen habe ich noch immer Probleme, aber andere Getreide und auch Dinkel kann ich wieder essen, ohne panische Angst zu haben, dass ich mich vergifte. Zudem haben mir die Ernährungspläne, an denen ich selber mitarbeiten durfte, sehr geholfen. Schließlich wollte ich nicht noch einmal ein komplettes Schulhalbjahr verpassen.

Am meisten aber bin ich darüber erleichtert, dass ich jetzt dauerhaft bei meinem Papa und seiner Freundin wohnen darf. Zwar versteht Mama nicht, weshalb ich lieber bei Papa leben möchte, aber sie sagt, dass ihr meine Gesundheit wichtig ist. Das rechne ich ihr hoch an. In zwei Jahren werde ich das Abitur machen. Danach möchte ich studieren, am liebsten Mathematik.

Assoziationen und Gedankenmuster

In einem Ernährungsgespräch mit einer Frau, die seit mehr als einem Jahrzehnt vom Binge-Eating-Verhalten betroffen war und die fest entschlossen schien, dieses zu überwinden und abzunehmen, entwickelte sich sinngemäß das folgende Gespräch: Ich empfahl ihr, sich abends richtig sattzuessen, damit sie anschließend weniger Heißhunger auf Süßigkeiten hat, die sie normalerweise in großen Mengen isst. Wir sprachen über Gerichte und Mengen, die ihr dabei helfen können, satt zu werden und gleichzeitig ihren Wunsch nach Gewichtsabnahme unterstützen. Sie war zunächst mit allem einverstanden und positiv gestimmt. Dann wurde sie nachdenklich und fragte mit leicht geduckter Körperhaltung und mit leiser Stimme: „Kann ich mir denn hin und wieder etwas Schönes gönnen?"

Mit dem „Schönen" meinte sie Weingummis, die sie gerne aß. Andere Gerichte assoziierte sie, wie viele andere Menschen ebenfalls, mit einem neutralen Gefühl.

„Man" gönnt sich etwas Schönes, womit Knabbereien, Süßigkeiten, süße Getränke oder Alkohol gemeint ist. Schlägt „man" über die Stränge, hat „man" gesündigt und schämt sich dafür. Schlimmer noch: Der Mensch fühlt sich als Versager und entwickelt mit jeder Wiederholung zunehmend das Gefühl, keine Kontrolle über das eigene Essverhalten zu haben.

Moralische Bewertungen von Lebensmitteln können ein restriktives Essverhalten begünstigen. Die selbstauferlegten Einschränkungen und Verbote begünstigen wiederum das Auftreten von Essanfällen, wie verschiedene Patientenstudien zeigen.

Besonders bei Menschen, die von Bulimie oder Binge-Eating-Verhalten betroffen sind, erfahre ich diese Denk- und Verhaltensweisen oft. Das Essen und Nicht-Essen erlauben einen Einblick in das Gefühlserleben und in die Seele eines Menschen, in seine Wünsche und Bedürfnisse – dort, wo er oder sie besonders verletzbar, selbstunsicher, ängstlich und traurig ist.

Kapitel 3: Häufigkeit und Geschlechterverteilung

Wie viele Menschen jährlich an einer Essstörung erkranken oder dauerhaft von einem gestörten Essverhalten betroffen sind, ist schwer zu sagen, da es nur wenige systematisch erhobene Daten gibt. Es lassen sich aber einige Tendenzen nachzeichnen.

Mädchen und junge Frauen im Alter von zwölf bis ungefähr 35 sind zwölfmal so oft von Magersucht oder Bulimie betroffen wie Männer. Grund hierfür ist beispielsweise der Konformitätsdruck. Betroffene Mädchen und Frauen sind bei mangelndem Selbstwert- und Körpergefühl oft empfänglicher für gesellschaftliche Normen. Im Gegensatz zu Frauen mit einem ausgeprägten Selbstwertgefühl geben sie der gesellschaftlichen Norm bzw. dem Druck nach Schlankheit eher nach.

Auch von Heißhungerattacken bzw. Essanfällen sind Frauen häufiger betroffen als Männer. Die Unterschiede sind aber weniger stark ausgeprägt: Bei den Erwachsenen macht der Anteil der Männer unter den Binge-Eatern zwischen 30 und 40 % aus.

In der Summe lässt sich festhalten, dass Essanfälle und / oder die Durchführung von Gegenmaßnahmen wie Erbrechen, der Missbrauch von Abführmitteln oder Entwässerungsmedikamenten häufiger vorkommen als die Vermeidung oder Einschränkung der Nahrungsaufnahme, z. B. bei der Magersucht.

Sind Essstörungen eine Wohlstandserkrankung?

In Entwicklungsländern und Schwellenländern ist ein gestörtes Essverhalten deutlich seltener zu finden als in den Industrienationen. Wohlstand und der Überfluss an Nahrung sind offensichtlich wesentliche Voraussetzungen für die Entstehung von Magersucht und Bulimie.

Im Vergleich zum Durchschnitt versterben überdurchschnittlich viele Menschen an den Folgen einer Essstörung, weswegen in diesem Zusammenhang oft von Übersterblichkeit oder einer erhöhten Sterberate die Rede ist.

Insbesondere bei Patientinnen und Patienten mit Magersucht zeichnet sich eine gravierende Übersterblichkeit ab: Der Wert ist 5,35-fach erhöht. Zudem versterben Magersucht-Betroffene früher als Menschen mit einer anderen Essstörung.

Aber auch die Werte bei Bulimie-Betroffenen (1,49-fach), Menschen mit Binge-Eating-Verhalten (1,5-fach) und anderen Formen von Essstörungen (z. B. Pica-Syndrom oder Magersucht mit einem Körpergewicht im Normalbereich) sind deutlich erhöht (1,70–2,39-fach).

Kapitel 4: Essstörungen vorbeugen

Zu der wichtigsten Vorbeugemaßnahme von Essstörungen gehört die Stärkung eines guten Selbstbewusstseins in der Kindheit und der Entwicklung von Resilienz. Resilienz wird definiert als Fähigkeit, Krisen mit den eigenen Ressourcen zu bewältigen und für die eigene Entwicklung zu nutzen. Resilienz ist lernbar.

Besonders jüngere Kinder orientieren sich stark am Verhalten der Eltern. Aus diesem Grund ist es wichtig, den Kindern ein gutes Vorbild zu sein, indem man selbst ausgewogen, regelmäßig und bei Hunger isst. In den meisten Fällen bekommt ein Kind mit, wenn Eltern bei Stress oder Kummer essen oder nicht essen. Ein problematisches Essverhalten der Eltern erhöht die Wahrscheinlichkeit, dass Kinder dieses Verhalten übernehmen.

Heranwachsende müssen ein gesundes Verhältnis zum Essen aufbauen und lernen, den Umgang mit negativen Gefühlen nicht durch Nahrungsaufnahme oder -verweigerung zu kompensieren. Förderlich ist es, wenn Eltern und Großeltern das Hunger- und Sättigungsgefühl des Kindes achten: Sie sollten Kinder nicht bedrängen oder anhalten, „über den Hunger" zu essen. Wichtig ist es außerdem, dass Eltern, Angehörige und nahestehende Menschen Süßigkeiten und Essen im Allgemeinen nie als Trostmittel oder als Belohnung einsetzen. Dadurch würde man die Verknüpfung zwischen Gefühlsleben und Essen stärken. Wie schon erwähnt: Wird ein Kind nach einer negativen Erfahrung in der Schule regelmäßig mit Schokolade getröstet, ist es nicht verwunderlich, wenn die Assoziation zwischen Trost und Schokolade bis ins Erwachsenenalter andauert.

Ebenso schädlich ist das generelle Verbot von Süßigkeiten oder bestimmten Nahrungsmitteln. Dies verleitet häufig zum heimlichen Naschen oder zum Tabuisieren und ist damit keinesfalls hilfreich, um der Entstehung eines gestörten Essverhaltens vorzubeugen. Weitere wichtige Aspekte zum Essverhalten im sozialen Kontext sind:

- Vorleben eines gesunden Essverhaltens, das von Genuss geprägt ist
- Essen der Mahlzeiten ohne Ablenkungen, z. B. nicht vor dem Fernseher

- Besprechen von Konflikten und negativen Nachrichten außerhalb der Mahlzeiten
- Einhalten von Mahlzeitenstrukturen

Gleichzeitig ist die Förderung der Entwicklung eines positiven Körpergefühls wichtig. Gerade für Kinder in der Pubertät ist es bedeutsam, einen kritischen Umgang mit dem westlichen Schönheitsideal zu pflegen. Eltern sollten Ängste oder Sorgen um die Themen Ernährung, Schlankheit und Körperkult ernstnehmen. Auch Gespräche und ein kritischer Umgang mit Medienbotschaften, Diäten und dem Schlankheitsideal können der Entstehung von gestörtem Essverhalten vorbeugen. Ein gesundes Körpergefühl und das „Annehmen" des Körpers, wie er ist, wird außerdem durch regelmäßige Entspannung und Sport gefördert.

Kapitel 5: Essstörungen aus verschiedenen Blickwinkeln

In diesem Kapitel sollen die Betroffenen zu Wort kommen: die Menschen mit Essstörungen selbst, ihre Angehörigen und schließlich die Therapeutinnen und Therapeuten. Alle sind auf ihre Weise von der Erkrankung betroffen, jeder „Akteur" nimmt seine oder ihre Perspektive ein, wenn es um gestörtes Essverhalten und den Umgang damit geht.

Essstörungen aus Sicht von Betroffenen

Wie es sich anfühlt, wenn das Bewusstsein aufkeimt, dass das eigene Essverhalten der Gesundheit schadet und nicht mehr willentlich gesteuert werden kann, erlebt jede und jeder Erkrankte auf die ganz eigene Weise. Die nachfolgenden Fallberichte geben hierzu einen tiefen Einblick.

Carla, 19 Jahre, magersüchtig

Ich habe mich noch nie besonders wichtig genommen und habe lieber anderen den Vorrang gewährt. Als ich ein Praktikum in einem Kinderheim machte, überrollte mich das Leid der Kinder förmlich, da viele so sehr auf der Suche nach Liebe und Anerkennung waren. Außerdem besaßen viele der Kinder nur Weniges: Wenig Spielzeug, wenig Kleidung und kein Geld, um sich einen Wunsch erfüllen zu können. Bei den gemeinsamen Mahlzeiten hatte ich mehr und mehr das Gefühl, diesen Kindern etwas wegzunehmen: ihr Essen. Also begann ich weniger zu essen, bis ich es mir schließlich nahezu ganz versagte. Auch zu Hause fiel es mir zunehmend schwer, etwas zu mir zu nehmen. Ich hatte das permanente Gefühl, den Kindern und anderen Menschen etwas wegzunehmen. Also hungerte ich, bis ich schließlich nur noch

43 Kilo wog (ich bin 1,78 Meter groß). Dann streikte mein Körper. Ich verlor das Bewusstsein und wachte im Krankenhaus auf. Dort wurde ich für mehrere Tage über die Vene ernährt. An diesem Tag begann ich zu verstehen, dass mit mir etwas nicht stimmt. Für mich begann ein langer und oft steiniger Weg, um meine Magersucht zu überwinden.

Andrea, 27 Jahre, Bulimikerin

In dem Moment, als mir bewusst wurde, dass ich weder die Menge, die ich essen will, kontrollieren kann noch das anschließende Erbrechen, schrie ich laut auf und weinte stundenlang. Vier Jahre waren vergangen, seit ich das erste Mal meinen Kummer mit Keksen weggedrückt und mir anschließend den Finger in den Hals gesteckt hatte. Ich fand einfach alles zum Kotzen. Einen Tag zuvor hatte mich mein Freund verlassen, wegen einer anderen. Er hatte mir immer das Gefühl gegeben, dass ich zu dick sei, und ich habe immer versucht, ihm zuliebe abzunehmen. Dabei war ich bei einer Körpergröße von 1,72 Metern und 68 Kilo eigentlich normalgewichtig. Trotzdem versuchte ich abzunehmen, was mir aber nicht so richtig gelang. Naschen gehörte für mich einfach zum Leben dazu, und ich liebte es, zwischendrin Kekse zu knabbern – aber nie vor ihm, aus Angst vor seinen Blicken und der Frage, ob ich nicht eigentlich abnehmen wolle. Nach der Trennung war ich so verletzt, dass mir alles egal war: Ich stopfte eine Packung Kekse in mich hinein und noch eine. Anschließend fühlte ich mich so schlecht, dass ich einerseits durch das Völlegefühl in meinem Magen und andererseits durch meine negativen Gefühle erbrach. Es ging ganz einfach. Gleichzeitig hasste ich mich und ihn. Aus dem einen Mal wurden unzählige Male, und immer wieder schwor ich mir, dass es das letzte Mal war. Ich war mir sicher, dass ich es stoppen kann, bis zu diesem Tag, als ich ihn vier Jahre später mit seiner Freundin sah. Danach ging ich zu meinem Arzt. Er ging gar nicht weiter auf meine Geschichte ein, aber schlug mir ein Gespräch mit einem Psychologen vor. Den Gedanken, auf der Couch zu liegen und von meinen Problemen zu erzählen, fand ich furchtbar, und so vergingen nochmals zwei Jahre, ehe ich mich tatsächlich an einen

Psychologen wandte. Damals wusste ich nicht, dass es verschiedene Therapieformen gibt und man sich eigentlich „ganz normal" unterhält. In einem Gespräch muss ich mich nie hinlegen. Inzwischen bin ich mir meiner Gefühle und meines Verhaltens bewusst. Mein Ziel ist es, die Essanfälle und das Erbrechen ganz einzustellen. Aber bis dahin habe ich noch einen langen Weg vor mir.

Moritz, 45 Jahre, Binge-Eater

Ich weiß nicht, wie oft ich den Ausspruch gehört habe: „Reiß Dich doch beim Essen zusammen. Ein bisschen Willensstärke wirst Du doch wohl aufbringen können." Es waren unzählige Male. Manchmal fragte man mich sogar ganz direkt, ob es mich nicht stört, so fett zu sein.

Natürlich stört es mich, dass ich extrem übergewichtig bin (ich bin 1,87 Meter groß und wiege derzeit 132 Kilo). Bis ich verstanden habe, dass genau diese Gespräche einen Essanfall bei mir auslösten, vergingen Jahre. Ich hatte das Gefühl, ein völliger Versager zu sein, und so stopfte ich wahllos alles in mich hinein, was der Kühlschrank hergab: Käse, Salami, Bier, Pudding. Alles ging rasend schnell, und ich hörte erst auf, wenn mein Magen kurz vor dem Platzen war. Aber es wurde noch schlimmer. Denn mit der Zeit meinte ich, dass mich die Leute auf der Straße oder auf der Arbeit schräg angucken und dabei denken „Mann, ist der fett!" Irgendwann kamen die Essattacken täglich, ich ließ mich krankschreiben, weil ich Angst hatte, unter die Leute zu gehen, und die Lebensmittel ließ ich mir inzwischen per Mausklick nach Hause vor die Tür liefern. Ich war verzweifelt und wusste nicht mehr weiter. Wenn mich jemand anrief oder mich besuchen wollte, erfand ich Ausreden. Nach einem halben Jahr Selbstisolation beschloss ich, mit meinem Hausarzt zu reden. Der kennt mich zum Glück schon seit meiner Jugend. Seine Reaktion hat mich mit Sicherheit vor Schlimmerem bewahrt, denn als ich meine Geschichte zu erzählen begann, stand er auf, sagte den Angestellten, dass er für 30 Minuten nicht gestört werden wolle und hörte mir zu. So elendig ich mich auch fühlte, mir wurde klar, dass ich Hilfe brauchte, und das bescheinigte mir mein Arzt auch. Er kümmerte sich noch am gleichen

Tag darum, dass ich einen Termin für ein Kennenlerngespräch bei einem Psychotherapeuten bekam. An diesem Tag hatte ich zum ersten Mal seit Monaten keinen Essanfall.

Essstörung aus Sicht von Angehörigen und Nahestehenden

„Hilflosigkeit" ist ein Schlagwort, das immer wieder von Angehörigen, Freunden und Kollegen genannt wird, wenn sie bemerken, dass ein Mensch Probleme mit dem Essen hat oder sich eigentümlich verhält. Welche Wege sie eingeschlagen haben, um den Betroffenen zu helfen, wird aus Sicht von mehreren Angehörigen und Nahestehenden berichtet.

Linda, 38 Jahre, Schwester einer Magersucht-Betroffenen

Nichts von dem, was ich unternahm, half meiner Schwester, dass sie wieder mehr aß. Wann immer ich versuchte, mit ihr zu reden, hatte ich das Gefühl, dass meine Worte an ihr wie Wassertropfen von einem Duschvorhang abperlten. Irgendwann war ich so verzweifelt, dass ich einer Kollegin von ihr erzählte. Sie hörte mir aufmerksam zu und meinte dann, dass ihre Schwägerin Psychologin sei. Vielleicht könne sie mir ja helfen. Auf den Gedanken, mich an eine Fachkraft zu wenden, war ich noch gar nicht gekommen. Die Psychologin hat mir sehr geholfen. Sie hat mir erstens gesagt, das Beste, was ich tun kann, ist einfach nur Schwester zu sein. Außerdem gab sie mir einige Tipps, wie ich meine Schwester zu einem Gespräch bewegen könne. Dazu gehörte beispielsweise, dass ich meiner Schwester von meinen Sorgen und Ängsten um sie erzählte, und dass ich ihre Mithilfe brauche. Daraufhin ging sie widerwillig zusammen mit mir zu der Psychologin, aber sie ging diesen ersten und wichtigen Schritt. Ganz gesund ist sie bis heute nicht. Aber es geht ihr viel besser, und ich glaube, dass sie manchmal sogar etwas isst, ohne darüber nachzudenken. Einfach, weil es ihr schmeckt.

Kurt, 52 Jahre, Vater einer Magersucht-Betroffenen

Erst dachte ich, dass es nur eine Phase ist, dass meine Tochter (15 Jahre) immer weniger isst. Ich kriegte es tagsüber auch gar nicht mit, weil ich bei der Arbeit war. Eines Abends platze ich ins Badezimmer rein, ohne zu wissen, dass sie drin ist. Da bekam ich einen Schock, denn meine Tochter bestand nur noch aus Haut und Knochen. Wochenlang versuchte ich alles Mögliche: Ich kaufte ihr Lebensmittel, die sie besonders gerne mag (die warf sie heimlich weg), drohte ihr, wenn sie nicht wieder zu essen anfängt, dass der nächste Sommerurlaub ausfällt (was bei ihr Wutausbrüche auslöste) und fing an, jeden Abend zu kochen, was ich sonst nie tat. Die gemeinsamen Mahlzeiten waren furchtbar. Nicht nur, dass sie nichts aß. Ich hatte das Gefühl, dass sie sich ekelte, sie sagte mir nach ein oder zwei Bissen, sie sei satt. Irgendwann wusste ich nicht mehr weiter und ließ mir einen Termin bei unserer Hausärztin geben. Dann ging alles ziemlich schnell. Der BMI meiner Tochter betrug nur noch 14,5, und deshalb wurde sie mit meiner Zustimmung in eine psychiatrische Klinik eingewiesen. Das hat sie mir lange übelgenommen. Aber ungefähr nach einem halben Jahr in der Klinik muss es bei ihr „klick" gemacht haben. Heute ist sie eine lebenslustige junge Frau, und ich würde sagen, dass sie zwar schlank ist, aber nicht zu dünn. Wenn wir über ihre Magersucht reden, sagt sie mir immer, dass sie mir unendlich dankbar dafür ist, dass ich hinter ihrem Rücken mit der Hausärztin gesprochen habe. Sie selbst hat gar nicht gemerkt, dass etwas nicht mit ihr stimmt. Den Auslöser für die Magersucht kenne ich allerdings bis heute nicht.

Siegried, 64 Jahre, Mutter einer Bulimie-Betroffenen

Schon lange hatte ich den Verdacht, dass meine jüngere Tochter (25 Jahre) nach dem Essen erbricht. Dafür sprach, dass sie sich manchmal für eine halbe Stunde direkt nach dem Essen ins Badezimmer verkroch. Als sie dann auch noch eine Magenschleimhautentzündung bekam, machte ich mir unendlich große Sorgen. Irgendwann stellte ich ihr nach dem Essen einfach heimlich nach und sollte zu meinem Leidwesen recht behalten. Ich fühlte mich so traurig. Was hatte ich nur falsch gemacht?

Andererseits hatte ich nun die Gewissheit, die ich lange von mir gewiesen hatte. Direkt nachdem meine Tochter von der Toilette kam, sprach ich sie auf ihr Verhalten an. Sie wurde wütend und fragte mich, was mir einfällt, dass ich ihr hinterherlaufe. Danach stand sie auf, fuhr in ihre Wohnung, und ich hörte wochenlang nichts von ihr. Meine Anrufe blockierte sie – es war die Hölle für mich. Sechs Wochen und drei Tage nach unserem Gespräch stand sie vor meiner Wohnung, und entschuldigte sich unter Tränen bei mir. Zwischenzeitlich hatte sie viel über meine Worte nachgedacht und eine Therapie begonnen. Für mich war die Zeit der Ungewissheit die schlimmste meines Lebens. Aber heute weiß ich, dass ich richtig gehandelt habe. Vielleicht hätte ich einfühlsamere Worte wählen können, aber damals war ich einfach zu aufgewühlt. Ob Paula heute wieder gesund ist? Es gibt gute und es gibt schlechte Phasen. Das Wichtigste für mich aber ist, dass sie darüber redet, wenn es ihr schlecht geht. Gemeinsam und mit der Hilfe meines Mannes und unserer anderen Kinder wird sie bestimmt irgendwann wieder ganz gesund.

Konstanze, 35 Jahre, Ehefrau eines Binge-Eaters

Ich habe mich schon oft gefragt, wie mein Mann den vielen Stress in seiner Familie und bei der Arbeit wegsteckt. Dabei ist er eigentlich ein ganz sensibler und harmoniebedürftiger Mensch. Dass er ein paar Kilo zu viel hat, stört mich nicht (per Definition ist er mit seinem Gewicht von 102 Kilo und 1,80 Metern Körpergröße sogar fettleibig). Natürlich aber habe ich mich darüber gewundert, weshalb er dieses Gewicht hat, denn während unserer gemeinsamen Mahlzeiten isst er keine übergroßen Portionen. Ich selber bin normalgewichtig. Eines Abends wollte ich zum Fitnesstraining, hatte aber, wie ich im Studio bemerkte, meine Schuhe vergessen. Deshalb fuhr ich zurück nach Hause und sah ihn bei seinem Essanfall. Es war furchtbar anzusehen, wie er wahllos Käse, Chips, Wurst und Limo in sich reinstopfte. Offensichtlich hatte er sogar eigens für – ich weiß nicht, wie ich es nennen soll – die Fressattacke (?) eingekauft. Minuten später, die mir wie Stunden vorkamen, sah er mich und wurde kreidebleich. Ich selbst stand da wie angewurzelt und wusste nicht, was ich sagen sollte. War das mein Mann? Daraufhin ergriff er die Initiative und ging ins Badezimmer, um sich zu waschen. Dann redeten wir lange über das Geschehene – oder besser gesagt: Er erzählte mir seine Geschichte. Am Ende vereinbarten wir, dass er mir darüber berichtet, wenn ein Essanfall erneut vorkommt. Das war bereits zwei Tage später der Fall. Da war mir klar, dass sich das Problem nicht in Luft auflösen wird. Unsere langen und tiefgreifenden Gespräche haben dann zwar dazu geführt, dass er etwas seltener seine Essanfälle erlitt. Andererseits nahmen durch die Gespräche mit mir die Schuldgefühle noch weiter zu. Da ich selber im medizinischen Bereich arbeite, wusste ich, wo er (und ich) Hilfe bekommt. Da er eine Therapie nicht über die Krankenkasse laufen lassen wollte und die Chancen auf Besserung durch die sogenannte Interpersonelle Therapie gut stehen, entschloss er sich für diese Form der Behandlung. Für mich hatte sie den Vorteil, dass ich oft dabei sein konnte und so das Gefühl hatte, aktiv etwas zur Genesung meines Mannes beitragen zu können. Jetzt, ein Jahr später, hat er nur noch ganz selten einen Essanfall. So schlimm es damals auch für mich war, meinem Mann bei seinem Essanfall zuzusehen, umso glücklicher bin ich heute darüber, dass er endlich seine Probleme aufgearbeitet hat und auch mal nein sagen kann. Dass konnte er nämlich vormals nie.

Heinz-Wolf, 45 Jahre, Ehemann einer Nachtesserin

Natürlich habe ich regelmäßig mitbekommen, dass meine Frau (45 Jahre) Nacht für Nacht aufsteht und in die Küche schleicht. Der süßliche Geruch, mit dem sie dann zurück ins Bett kam, ließ darauf schließen, dass sie Schokolade oder eine Nuss-Nugat-Creme gegessen hatte. Wenn ich sie darauf ansprach, leugnete sie das nächtliche Essen zwar nicht, aber sie spielte es herunter. Sie sagte dann, dass sie nur eben ein oder zwei Stückchen Schokolade gegessen habe. Dagegen sprach, dass sie immer weiter zunahm. Manchmal reagierte sie außerdem ärgerlich, wenn ich ihr sagte, dass sie es doch mit dem nächtlichen Schokoladenessen bleiben lassen soll – dann würde es auch mit der Gewichtsabnahme klappen. Irgendwann sagte sie mir, dass sie nun an einer Ernährungstherapie teilnehmen möchte. Das fand ich gut, wurde aber aufmerksam, als mich die Ernährungstherapeutin zum dritten Gespräch mit einlud. In diesem Gespräch wurde mir klar, dass das nächtliche Essen nur vordergründig etwas mit der Ernährung meiner Frau zu tun hat. Zwar stellten sich durch die Ernährungsgespräche einige erste Erfolge ein. Die Therapeutin meinte aber, dass das Problem wahrscheinlich nicht nach fünf Sitzungen gelöst sei (so viele Gespräche hat die Krankenkasse meiner Frau maximal bewilligt), und dass das nächtliche Essen ja nur ein Symptom sei, aber keine Ursache. Als ich anschließend mit meiner Frau darüber redete, platzte es aus ihr heraus: Sie empfand ihr (unser) Leben als Dauerstress und wünschte sich, weniger arbeiten zu müssen und wollte mehr Zeit für Entspannung. Ich war zwar etwas überrascht, fand es aber gut, dass sie etwas für sich tun wollte. Daraufhin meldete sie sich für einen Yogakurs an, und ich managte zweimal wöchentlich das Abendessen und den Haushalt. Ob die Maßnahmen eine Veränderung bewirkt haben? Ein bisschen, würde ich sagen. Statt jede Nacht steht sie jetzt noch in fünf Nächten auf und isst Schokolade. An den darauffolgenden Tagen ist sie zudem besser gelaunt. Wenn es wieder schlimmer wird, werde ich ihr vorschlagen, eine Psychotherapie durchzuführen.

Essstörungen aus Therapeutensicht

Eine der wichtigsten Säulen in der Therapie von Essstörungen ist die professionelle Begleitung durch Ärzte und Therapeutinnen. Zumeist sind die Hausärztin oder der Hausarzt erste Ansprechpartner in der Diagnose und Behandlung einer Essstörung. Sie schlagen sukzessive z. B. eine Behandlung oder Weiterbehandlung durch einen psychologischen Psychotherapeuten oder Psychiater vor. Diese Behandlung kann z. B. durch eine Ernährungs- und Bewegungstherapie ergänzt werden.

Psychotherapeuten, Psychiater, qualifizierte Ernährungstherapeuten und Therapeuten anderer medizinischer Berufsgruppen haben einen idealerweise sachlichen und professionellen Blick auf die Erkrankung und die Patientinnen und Patienten. Menschen mit Essstörungen berichten allerdings häufig davon, dass sie sich in eine Schublade gesteckt fühlen. Sie unterstellen den Therapeuten eine gewisse Voreingenommenheit, die ihren professionellen Blick verstellt. Woran dies liegt, ist schwer zu sagen. Manche Therapeuten sind vielleicht tatsächlich voreingenommen. Es ist auch vorstellbar, dass Menschen mit Essstörungen aufgrund ihrer besonderen seelischen Situation besonders sensibel reagieren, denn Schuldgefühle, eine verminderte Fähigkeit, Spannungen abzubauen, Identitätskonflikte und Kommunikationsprobleme sind häufig bei Menschen mit Essstörungen anzutreffen. Es wäre in jedem Fall wünschenswert, das Thema näher zu untersuchen, denn ohne eine gute Arzt-Patientenbeziehung kann keine Heilung oder Linderung eintreten.

Herbert, 46 Jahre, psychologischer Psychotherapeut

Im Vorgespräch mit Frau A (38 Jahre) stellte sich heraus, dass sie bereits seit der Kindheit an wiederkehrenden Essanfällen litt, um negative Emotionen zu kompensieren. Sie gab an, seit mehr als 28 (!) Jahren regelmäßig Diäten durchzuführen, die ebenso regelmäßig scheiterten. Frau A litt bis zu zweimal täglich an einem Essanfall. Ihr stark erhöhtes Körpergewicht, verbunden mit einer gestörten Gefühlsregulation führte schließlich dazu, dass sie ihren Beruf nicht mehr ausüben konnte. Bei der kleinsten Kritik weinte sie heftig und bezog diese Kritik auf ihr sehr hohes Körpergewicht (BMI > 46) und ihr damit verbundenes äußeres Erscheinungsbild. Ebenso stark litt sie unter den unkontrollierbaren Essanfällen, die ihr Körpergewicht immer stärker ansteigen ließen. Der erklärte Wunsch von Frau A war es, die Essanfälle abzustellen und ein Körpergewicht unter 100 Kilogramm zu erreichen. Gleich zu Beginn der Verhaltenstherapie stellte ich heraus, dass die Wünsche von Frau A zwei unterschiedliche Ziele beinhalten, wobei das Reduzieren oder „Abstellen" der Essanfälle natürlicherweise wohl eine Gewichtsreduktion nach sich ziehen würde. Außerdem sprach ich lange mit Frau A darüber, dass sich die Essanfälle nicht einfach abstellen ließen, sondern dass es ein Prozess sei, bei dem ein anderer Umgang mit dem Essen bei negativen Emotionen erlernt werde. Über die Zeit verstand Frau A, dass die Lösung in ihr selbst liegt, und dass jeder Tag ohne einen Essanfall ein Fortschritt ist. Eine schwierige Situation für Frau A ist der Lebensmitteleinkauf. Durch negative Grundannahmen interpretiert sie die Blicke ihrer Umgebung als demütigend, und ihre Gedanken kreisen um die Sätze: „Die denken, dass ich ein fettes Schwein bin. In der Therapie spreche ich mit Frau A über diese Gefühle und Gedanken, und wir probieren andere Sichtweisen aus. Was könnte in den Köpfen der Menschen sonst noch vor sich gehen? Vielleicht haben sie es eilig oder überlegen nach dem Blick in den Einkaufswagen von Frau A, was sie selbst zum Abendessen kochen werden. Diese unterschiedlichen Sichtweisen haben Frau A dabei geholfen, angstfreier einkaufen gehen zu können. Durch diese und weitere Maßnahmen reduzierten sich die Essanfälle von Frau A von durchschnittlich 10-mal wöchentlich auf nun 6-mal. Ihr Körpergewicht ist nicht gesunken. Es ist aber, anders als zuvor, auch nicht weiter gestiegen.

Linda, 39 Jahre, Ernährungstherapeutin

Der Anlass für das Ernährungsgespräch mit Herrn B (22 Jahre, Student) war eine ärztliche Verordnung für die unterstützende Behandlung einer Magenschleimhautentzündung. Nach der Anamnese bat ich ihn, für eine Woche ein Ernährungs- und Beschwerdetagebuch zu führen. Bei der nachfolgenden Sichtung fiel mir auf, dass er nachträglich zahlreiche Mahlzeiten durchgestrichen oder die Mengen verkleinert hatte. Ich fragte ihn, weshalb er die Mahlzeiten und die Menge der Speisen abgeändert habe. Er antwortete, dass er sich für andere Nahrungsmittel entschieden bzw. das Tagebuch vor dem Essen ausgefüllt habe.

Zum nächsten Termin begrüßte mich Herr B mit ernster Miene, erklärte, dass die Symptome der Magenschleimhautentzündung zurückgegangen seien. Dann holte er tief Luft und sagte, dass er eigentlich ein anderes Problem habe, nämlich dass er regelmäßig nach dem Essen erbrechen würde. Aus diesem Grunde habe er auch die Passagen im Ernährungstagebuch nachträglich geändert. Ich bedankte mich für seinen Mut und seine Offenheit, fragte ihn, wie alles begonnen habe und wie lange und wie oft er dieses Verhalten schon praktiziere.

Nachdem er mir seine Geschichte erzählt hatte, fragte ich, an welchen Stellen er sich eine Unterstützung von mir wünsche. Er antwortete sinngemäß, dass er wieder lernen wolle, „normal" zu essen, und Hilfe brauche, um das Erbrechen nach dem Essen einzustellen. Ich riet ihm an, sich auch einem Arzt/ einer Ärztin anzuvertrauen. Sein Hausarzt stellte die Verdachtsdiagnose Purging-Syndrom und riet zu einer Psychotherapie, die Herr B jedoch ablehnte. Zu groß war seine Scham und die Krankheitseinsicht zu gering.

Herr B, sein Hausarzt und ich vereinbarten daraufhin regelmäßige Kontrollen und einigten uns auf zwei Eckpunkte: 1. Ändern sich die Symptome während der folgenden zwei Monate nicht, nimmt Herr B psychotherapeutische Hilfe in Anspruch. 2. Bei einer Verschlechterung der Symptomatik (z. B. Anstieg der Frequenz des selbstherbeigeführten Erbrechens) nimmt Herr B psychotherapeutische Unterstützung in Anspruch. Herr B berichtete in den folgenden Wochen und Monaten, dass allein das Wissen, dass er seine Probleme nicht allein bewältigen muss, dazu beigetragen hat, die Frequenz des Erbrechens nach dem Essen deutlich zu reduzieren. Erleichternd kam bei Herrn B hinzu, dass sich die Essstörung noch am Anfang befand (< 3 Monate).

Kapitel 1: Früherkennung – Körperliche und seelische Zeichen

Ein gestörtes Essverhalten entwickelt sich in den seltensten Fällen spontan. Oft gibt es Vorboten, die sich durch Veränderungen im Essverhalten und durch soziale Interaktionen bemerkbar machen. Zu den wichtigsten gehören:

- **Plötzlicher Gewichtsverlust ohne organische Gründe:** Verliert ein Mensch ohne organische Ursache plötzlich an Gewicht, ist das immer ein Warnzeichen, das besondere Aufmerksamkeit seitens des betroffenen Menschen, der Angehörigen, Freunde und der Hausärztin oder des Hausarztes erfordert.

- **Ständige Sorge über das Körpergewicht:** Sorgen von Menschen über ihr Gewicht (vor allem, wenn sie normalgewichtig sind) sollten immer ernst genommen werden. Denn je früher die Zeichen einer beginnenden Essstörung erkannt werden, desto höher ist die Wahrscheinlichkeit, verhindern zu können, dass sich das Verhalten als Krankheit manifestiert.

- **Permanentes Gedankenkreisen um das Essen:** Häufige Bedenken, ob etwas gegessen werden sollte, sind ein weiteres Warnsignal, das auf eine beginnende Essstörung hindeuten kann. Allerdings sprechen nicht alle Betroffenen ihre Bedenken offen aus. Auch das häufige Herumstochern in (eigentlich geliebten) Gerichten, von denen dann wenig gegessen wird, kann ein nonverbales Zeichnen für eine beginnende Essstörung sein.

Aus diesen Gründen sind Gespräche über die Gedanken und Gefühle bei den ersten Anzeichen einer Essstörung oft hilfreich, vielleicht sogar heilsam.

Für Angehörige und nahestehende Menschen gilt:
Sprechen Sie Ihren Verdacht mit einfühlsamen Worten an. Viele Menschen mit einer beginnenden Essstörung schämen sich dafür, Ängste zu haben und trauen sich nicht, über ihre Gefühle zu sprechen. Sie haben Angst, anderen zur Last zu fallen. Dementsprechend kann so ein Gespräch Anlass dafür sein, sich zu öffnen, über die Gefühle und Gedanken zu sprechen und andere Lösungswege für die seelischen Probleme zu suchen und zu gehen.

Ein Instrument, das Betroffene selbst einsetzen können, sind Fragebögen zur Selbsteinschätzung, von denen es im Internet viele gibt, z. B. www.anad.de/essstoerungen/selbsttest. Die Ergebnisse können als Hinweis auf ein gestörtes Essverhalten genutzt werden. Liefert ein Test viele Anhaltspunkte dafür, sollte unbedingt eine ärztliche oder psychologische Beratung erfolgen.

Achtung!
Diese Fragebögen sind für die Selbsteinschätzung entwickelt worden und kein Ersatz für die klinischen Diagnosemittel.

Kapitel 2: Das Patientengespräch

Fragen zur Klärung der Essstörung

Bevor eine Diagnose gestellt wird, wird in der ärztlichen oder psychologischen Beratung ein Patientengespräch (Anamnese) durchgeführt. In diesem Gespräch berichtet die Patientin von ihrem Anliegen, ihrer persönlichen Geschichte und von möglichen Vorerkrankungen und Beschwerden. Bei Verdacht auf eine Essstörung können im ärztlichen oder psychologischen Gespräch folgende Fragen gestellt werden:

Bei Verdacht auf Magersucht:
- Empfinden Sie sich zu dick?
- Wie viel wiegen Sie?
- Sind Sie mit Ihrem Körper zufrieden?
- Versuchen Sie, das Körpergewicht weiter zu senken, indem Sie weniger essen oder mehr Sport treiben?
- Haben Sie eine regelmäßige Regelblutung? Ist diese ausgeblieben?
- Haben Sie körperliche Beschwerden, z. B. Herzstolpern oder Schwindel?

Bei Verdacht auf Bulimie:
- Empfinden Sie sich zu dick?
- Sind Sie zufrieden mit sich und Ihrem Körper?
- Können Sie mit dem Essen manchmal gar nicht mehr aufhören? Haben Sie Heißhungerattacken?
- Erbrechen Sie sich nach dem Essen, oder nehmen Sie Abführmittel ein? Wie häufig kommt das vor?
- Haben Sie körperliche Beschwerden, z. B. Verstopfung, Bauchschmerzen, oder fühlen Sie sich körperlich schwach?

Bei Verdacht auf Binge-Eating

- Können Sie mit dem Essen manchmal gar nicht mehr aufhören? Haben Sie Heißhungerattacken?
- Essen Sie bei den Heißhungerattacken/ Essanfällen schneller als üblich?
- Wie fühlen Sie sich während und nach der Heißhungerattacke?
- Erbrechen Sie sich nach dem Essen, oder nehmen Sie Abführmittel ein?
- Sind Sie zufrieden mit sich und Ihrem Körper?

Bei Verdacht auf Night-Eating-Syndrom:

- Wie häufig kommt es vor, dass Sie abends oder nachts nicht schlafen können, ohne etwas zu essen?
- Wann hören Sie mit dem Essen wieder auf?
- Erinnern Sie sich daran, was Sie gegessen haben?
- Wie fühlen Sie sich nach dem nächtlichen Essen?
- Sind Sie zufrieden mit sich und Ihrem Körper?

Bei Verdacht auf Purging-Verhalten:

- Sind Sie zufrieden mit sich und Ihrem Körper?
- Erbrechen Sie sich nach dem Essen, oder nehmen Sie Abführmittel ein? Wie häufig kommt das vor?
- Haben Sie körperliche Beschwerden, z. B. Verstopfung, Bauchschmerzen, oder fühlen Sie sich unruhig?

Je nachdem, wie die Fragen beantwortet werden, schließen sich weitere Untersuchungen an. Hierzu gehören die psychologischen Interviews, körperliche Untersuchungen und die Überprüfung bestimmter Laborwerte.

Psychologische Untersuchung

Bei einem bestätigten Verdacht auf ein gestörtes Essverhalten überweist die Hausärztin den Patienten entweder an eine Fachklinik, einen ambulanten Psychiater oder eine psychologische Psychotherapeutin. Der Psychiater oder die Psychotherapeutin kann durch ein systematisches klinisches Patientengespräch eine genaue Diagnose stellen. Zudem wird ermittelt, ob psychische Begleiterkrankungen vorliegen.

Neben dem persönlichen Gespräch kommen zudem bestimmte Fragebögen zum Einsatz, die sich als sehr zuverlässige Diagnoseinstrumente erwiesen haben. In diesen Fragebögen werden Fragen zum Essverhalten, der gedanklichen Beschäftigung mit dem Essen sowie Sorgen um das Gewicht und die Figur gestellt. Beispiele für diese standardisierten Fragebögen sind z. B. das „Strukturierte Interview für Anorexie und Bulimie" (SIAB) und der „Eating Disorder Examination-Test" von Fairburn und Cooper bei Verdacht auf Binge-Eating-Verhalten. Sie beinhalten unter anderem Fragen zu Körperschema, Schlankheitsideal, sozialer Integration, Sexualität, Substanzmissbrauch oder Essanfällen.

Körperliche Untersuchung und Laborwerte

Zusätzlich zur psychologischen Diagnostik sind bei einem gestörten Essverhalten auch körperliche Untersuchungen notwendig:

- **Bestimmung der Körpermasse und Vitalparameter:** Die Ärztin oder der Arzt ermittelt das Körpergewicht, den Body-Mass-Index (BMI) und überprüft Vitalparameter wie Herzfrequenz, Herzgeräusche und Blutdruck. Der BMI wird mit der folgenden Formel errechnet: BMI = Körpergewicht in kg : (Körpergröße in m)2. Hierzu ein Beispiel: Eine Frau mit einem Körpergewicht von 57 Kilogramm und einer Körpergröße von 1,64 Metern hat einen BMI von 21,2. Das bedeutet, dass sie normalgewichtig ist.
- **Untersuchungen der Organe:** Je nach Symptomatik werden auch Ultraschalluntersuchungen von Leber, Bauchspeicheldrüse und Nieren vorgenommen. Mitunter können auch ein EGK oder eine Magenspiegelung durchgeführt werden. Solche Untersuchungen sollen bereits vorhandene körperliche Schäden ermitteln, dienen aber auch dem Ausschluss von organischen Erkrankungen, die ähnliche Symptome hervorrufen.
- **Laboruntersuchungen:** Die Bestimmung verschiedener Blut- und Urinwerte liefert wichtige Erkenntnisse über die körperliche Gesundheit und die Versorgung mit Nährstoffen. Durch Blutuntersuchungen kann z. B. die Funktion der Nieren und der Leber eingeschätzt werden. Auch Störungen der Blutbildung, der Schilddrüsenhormone, die

Harnsäuremenge, Störungen im Elektrolythaushalt oder des Blutzu-ckers (Über- und Unterzuckerung) können über Blutuntersuchungen abgebildet werden. Welche Untersuchungen im Einzelfall durchgeführt werden, entscheidet die Ärztin oder der Arzt anhand der körperlichen Beschwerden und Symptome.

Bei der Magersucht (Anorexia nervosa) werden so wenige Nährstoffe aufgenommen, dass es zu Untergewicht und Mangelernährung kommt, die langfristig körperliche Schäden zur Folge haben. Mit einer Häufigkeit von 0,3–0,6 Prozent gehört die Magersucht zwar zu den seltenen, aber auch zu den gefährlichsten Essstörungen. Bis zu 6 von 100 Betroffenen sterben an der Krankheit in Folge der Mangelernährung oder durch Selbstmord.

Weibliche Jugendliche und junge Frauen sind mit Abstand am häufigsten betroffen. Männer erkranken mit einem Anteil von zehn Prozent deutlich seltener, sind aber die Gruppe, bei der die Essstörung sehr oft übersehen wird.

Die Magersucht tritt meist zusammen mit anderen seelischen Krankheiten wie Depressionen, Angst- und Zwangserkrankungen auf. Auch selbstunsichere, abhängige oder narzisstische Persönlichkeitsstörungen sind häufig bei Magersucht-Betroffenen zu finden.

Starke Gefühlsausbrüche, stringentes Schwarz-Weiß-Denken sowie eine Abwertung der eigenen Person sind weitaus mehr als nur der Verlust von Lebensqualität. Sie sind schwerwiegende seelische Folgen der Krankheit. Bestehen die Denkmuster, die Gefühle und das Verhalten bereits vor der Erkrankung, können sie zudem ursächlich an der Entstehung der Magersucht beteiligt sein.

Die Magersucht ist eine sehr gefährliche Erkrankung, die im schlimmsten Fall tödlich endet.

Kennzeichen der Magersucht

Untergewicht

Die Magersucht ist durch das teils extreme Untergewicht von Betroffenen die sichtbarste Essstörung. Das Untergewicht entsteht durch eine bewusste Einschränkung der aufgenommenen Kalorienmenge oder eine zu geringe Kalorienaufnahme bei intensivem Sport. Einschränkung und/oder Sport dienen auch dem Halten des Gewichtes. In jedem Fall ist das Körpergewicht von Betroffenen für das Geschlecht, die Körpergröße und das Alter deutlich zu gering.

Das Körpergewicht eines Menschen wird anhand des Körper-Masse-Index bzw. Body-Mass-Index (BMI) beurteilt. Als normal gilt bei Erwachsenen ein BMI von 18,5–24,9. Von Untergewicht wird gesprochen, wenn der BMI unter 18,5 ist. Eine 1,65 Meter große Frau mit einem Körpergewicht von 50 kg hat beispielsweise einen BMI von 18,4 und ist dann per Definition untergewichtig. Die Diagnose Magersucht kann bei einem BMI von 17,5 oder niedriger zutreffen.

Bei Kindern und Jugendlichen wird das Körpergewicht bis zum 18. Lebensjahr mit Hilfe der BMI-Altersperzentile berechnet. Perzentilen sind Prozentangaben, bei denen das Körpergewicht in Bezug auf das Körpergewicht von Altersgenossen angegeben wird. Liegt der BMI-Altersperzentilwert eines Mädchens auf der 16. Perzentile, dann bedeutet der Wert, dass 16 % der Mädchen im gleichen Alter ein niedrigeres Körpergewicht aufweisen. 84 % haben ein höheres Körpergewicht.

Tabelle 2: BMI-Werte und BMI-Altersperzentilwert (P)

	18 Jahre und älter	17 Jahre und jünger
Normalgewicht	BMI: 18,5–24,9	P: 90–10
Untergewicht	BMI: < 18,5	P: < 10
Starkes Untergewicht	BMI: < 15	P: < 3

Körperbildstörung

Letztendlich ist das niedrige Körpergewicht nur das äußerlich sichtbare Zeichen tiefgreifender seelischer Probleme. Um die Krankheit zu heilen, ist es nicht ausreichend, einfach wieder zu essen. Untergewicht allein führt in der Regel noch nicht zur Diagnose Magersucht. Hierfür ist ein zweites Symptom wichtig: die Angst, trotz des Untergewichts zu dick zu sein oder zu dick zu werden. In manchen Fällen wird diese Angst nicht bewusst wahrgenommen oder nicht ausgesprochen, aber sichtbar, wenn Betroffene Maßnahmen einleiten, um einen Anstieg des Körpergewichts auf ein Normalgewicht zu verhindern. Das kann die starke Begrenzung der Essens- und Kalorienmenge sein, Erbrechen, Abführmittel oder exzessiver Sport, bei dem mehr Kalorien verbrannt als zugeführt werden.

Wenn Menschen mit Magersucht ihren Körper oder auch nur Teile ihres Körpers trotz des Untergewichts als zu dick empfinden, spricht man von einer Körperbildstörung. Das heißt, die Diskrepanz zwischen der Selbsteinschätzung und dem objektiven Körpergewicht ist sehr ausgeprägt. Auch bei Einsicht in die Krankheit bleibt die verschobene Körperwahrnehmung von vielen Betroffenen häufig weiter bestehen.

Körperliche Folgen des Hungerns und Abgrenzung zu anderen Erkrankungen

Die Auswirkungen des Hungerns spiegeln sich in bestimmten Blutwerten wider. So können im Blut etwa Cortisol und appetitsteigernde Hormone wie Ghrelin und Agouti-Related Protein erhöht sein, während die Summe der Geschlechtshormone, Schilddrüsenhormone und Leptin, ein Sättigungshormon, erniedrigt sind. Ob die hormonellen Veränderungen eine Anpassungsreaktion des Körpers auf die Erkrankung oder eine Veranlagung darstellen, muss noch genauer erforscht werden.

Körperliche Symptome einer Magersucht können auch Bauchbeschwerden, Müdigkeit, reduzierte Leistungsfähigkeit und eine deprimierte Stimmung in Kombination mit Appetitlosigkeit und einem Gewichtsverlust sein. Solche Symptome führen in der Arztpraxis nicht selten dazu, dass eine psychische Ursache für die Beschwerden vermutet wird. Besonders häufig kommt es zu diesen Verwechslungen bei Zöliakie-Betroffenen (chronische Glutenunverträglichkeit), bei der allergieartigen eosinophilen Ösophagitis (Speiseröhrenentzündung) oder chronisch entzündlichen Darmerkrankungen (CED) wie dem Morbus Crohn. Bei einer anderen CED, der Colitis ulcerosa, kommt es selten zu Verwechslungen, da Betroffene bei dieser Erkrankung oft Blut im Stuhl haben, sodass die Krankheit schwerer zu übersehen ist.

Zudem können bestimmte hormonelle Erkrankungen wie die Schilddrüsenüberfunktion zu einem Gewichtsverlust und weiteren Symptomen führen, die an eine Magersucht erinnern. Auch ein Insulinmangel bei Erstdiagnose eines Typ-1-Diabetes verursacht Appetitmangel und einen schnellen Gewichtsverlust. Weitere Erkrankungen, bei denen Patienten oft sehr untergewichtig sind und es daher zu Verwechslungen kommen kann, sind z. B. chronische Lungen- und Nierenerkrankungen sowie Bauchspeicheldrüsenentzündungen.

Verlauf und weitere Diagnosen

Der Verlauf einer Magersucht kann von Mensch zu Mensch sehr unterschiedlich sein. Grundsätzlich gilt: Je früher die Erkrankung erkannt und behandelt wird und je jünger die Betroffenen sind, desto besser sind die Heilungschancen. Für die Prognose spielt auch das Körpergewicht eine Rolle: Je niedriger der BMI ist, desto schlechter ist die Chance auf Genesung. Auch die persönlichen psychischen und körperlichen Ressourcen nehmen einen hohen Stellenwert im Verlauf der Erkrankung ein. Zudem spielt das persönliche Umfeld, insbesondere die Familie, eine sehr wichtige Rolle bei der Heilung.

Magersucht ist nicht immer heilbar: Schätzungsweise die Hälfte der Patienten kämpft ein Leben lang mit der Erkrankung.

Besteht die Einschränkung der Kalorienzufuhr über drei Monate oder länger, wird vom restriktiven (einschränkenden) Typ gesprochen. Viele Magersüchtige leiten zudem weitere Gegenmaßnahmen ein, z. B. durch Abführmittel, um das Körpergewicht niedrig zu halten oder weiter zu senken. Dann wird vom Purging-Typ (*purge* = säubern, spülen) gesprochen. In einigen Fällen kommt es im Verlauf der Essstörung zudem zu Essanfällen, nach denen ebenfalls gegengesteuert wird. Im Unterschied zu anderen Essstörungen stehen jedoch weder die Gegenmaßnahmen noch die Essanfälle im Vordergrund, sondern das bestehende Untergewicht gepaart mit der Angst vor einer Gewichtszunahme. Nichtsdestoweniger ist es durchaus möglich, dass die Magersucht im Verlauf in eine andere Form der Essstörung übergeht.

Therapie der Magersucht

Patientinnen und Patienten mit Magersucht brauchen eine Therapie der seelischen und der körperlichen Beschwerden. Oft dauert die Behandlung viele Monate bis Jahre und wird von einem interdisziplinären Team aus Ärzten, Psychologen, Ernährungstherapeuten, Sozialarbeitern und anderen Fachkräften durchgeführt. Zu den Therapiezielen gehören:

- Das Normalisieren und Halten von einem Körpergewicht, das für das Alter und die Körpergröße angemessen ist; angestrebt wird ein BMI im Bereich des Normalgewichts (BMI 18,5 oder mehr; BMI-Altersperzentile 10 oder mehr).
- Die Wiederherstellung eines gesunden Essverhaltens, bei dem man das isst, worauf man Appetit hat und nicht das Gericht mit den wenigsten Kalorien
- Die Therapie von körperlichen Folgen des Essverhaltens und des Untergewichts; dies kann z. B. die Stärkung der Blasenmuskulatur sein, denn Magersüchtige leiden durch die Mangelernährung oft an Blasenschwäche und Inkontinenz.
- Die Beeinflussung der emotionalen, geistigen und zwischenmenschlichen Probleme aufgrund der Magersucht; der Hintergrund zu diesem Therapieziel ist, dass das Essverhalten oft ich-bezogene Probleme, aber auch Konflikte mit anderen Menschen auslöst.
- Die Förderung der Wiederaufnahme von sozialen Kontakten, da die Krankheit häufig zu einem sozialen Rückzug führt; Jugendliche können zudem manchmal über längere Zeiträume nicht am Schulunterricht teilnehmen und verlieren den Anschluss an die Klasse bzw. an die Mitschülerinnen und müssen gegebenenfalls das Schuljahr wiederholen.

Die Behandlung der Magersucht kann ambulant, teilstationär oder stationär erfolgen. Entscheidend für die Therapieform ist die Ausprägung des gestörten Essverhaltens. Am häufigsten findet die Behandlung der Magersucht stationär statt. Dieser Therapie schließt sich eine weiterführende Behandlung in der Tagesklinik oder eine ambulante Therapie an.

Das Gewicht und das Essverhalten normalisieren

Am Anfang der Behandlung werden üblicherweise ein Therapieplan und das persönliche Zielgewicht festgelegt. Damit die Therapie erfolgreich stattfinden kann, wird zumeist eine Zunahme von einem halben bis zu einem Kilogramm pro Woche angestrebt. Erreichen die Betroffenen während der stationären Behandlung das Zielgewicht nicht und werden frühzeitig entlassen, besteht eine erhöhte Gefahr für einen Rückfall – dies zeigen die Auswertungen verschiedener Studien. Die Kontrolle des Körpergewichts ist eine wichtige Säule in der Therapie magersüchtiger Patienten, und zwar unabhängig davon, ob die Behandlung ambulant, teilstationär oder stationär stattfindet.

Menschen mit Magersucht müssen wieder lernen, „normal" zu essen. Zu diesem Zweck werden verschiedene ernährungstherapeutische Maßnahmen durchgeführt, zu denen z. B. individuelle Ernährungsinformationen, Kochkurse und Einkaufstrainings gehören.

Die seelischen Ursachen der Krankheit ergründen

Die wichtigste Säule der Behandlung von Menschen mit Magersucht ist die Psychotherapie. Als wirksam haben sich verschiedene Verfahren erwiesen.

Die **CBT-E** (Cognitive Behavior Therapy – Enhanced) ist eine Weiterentwicklung der kognitiven Verhaltenstherapie. Das Essen im Allgemeinen wird bei Magersucht über die Zeit an Rituale gekoppelt: Lebensmittel werden dann z. B. in einer strengen Reihenfolge, in streng festgelegten Mengen und zu denselben Uhrzeiten eingenommen – nichts wird dem Zufall überlassen. Während der Behandlung lernen die Betroffenen ein strukturiertes, dem Alter angepasstes Essverhalten, das ohne Gewohnheiten und

Rituale auskommt. Auch andere psychische Erkrankungen wie Angst- oder Zwangsstörungen werden in der Therapie berücksichtigt. Ob die Methode auch im Kindes- und Jugendalter zum Erfolg führt, muss noch genauer untersucht werden.

Die **FPT** oder Fokale Psychodynamische Psychotherapie ist eine Behandlungsform, die speziell auf die Therapie von Menschen mit Magersucht zugeschnitten ist. In der Behandlung gehen die Psychotherapeutin und die Patientin den Ursachen der Krankheit auf den Grund, und anschließend lernen die Betroffenen spezielle Techniken, die zur Normalisierung des Essverhaltens beitragen. Genauer zielt diese Therapieform darauf ab, unbewusste Störungen sichtbar zu machen und während des Behandlungsprozesses neue Erfahrungen zu machen, die dazu beitragen, unbewusste Konflikte aufzulösen. Vor allem Patienten mit einem BMI über 15 profitieren von der Behandlung: Aus Untersuchungen weiß man, dass die FPT auch zur Vorbeugung von Rückfällen helfen kann.

Bei der **Familientherapie** werden bestimmte Familienmitglieder aktiv in den Therapieprozess miteinbezogen. Sie ist vor allem für Kinder und Jugendliche mit Magersucht ein guter Weg. Ergebnisse einer Studie deuten darauf hin, dass Patientinnen und Patienten, die gleichzeitig von einer Zwangsstörung betroffen sind, stärker von der Familientherapie profitieren als von der FPT.

Die **SSCM-Therapie** (Specialist Supportive Clinical Management) konzentriert sich darauf, den Alltag von Menschen mit Magersucht durch wöchentliche Therapiesitzungen zu begleiten. Aufklärungen über die Krankheit, das Essverhalten, das Körpergewicht und praktische Belange wie Einkaufen und Kochen sind Bestandteile der Therapie.

Das **MANTRA-Behandlungsverfahren** (Model of Anorexia Nervosa Treatment for Adults) bezieht neben kognitiven Ansätzen bestimmte Persönlichkeitseigenschaften wie Ängstlichkeit oder soziale Probleme in die Therapie mit ein.

Zudem können **Gruppentherapien** in der Behandlung der Magersucht heilsam sein: Die Betroffenen tauschen sich über ihre Probleme und Erfolge aus. Gruppentherapiesitzungen werden von ausgebildeten Fachkräften wie psychologischen Psychotherapeuten betreut.

Psychotherapeutische Interventionen sind vor allem dann wirksam, wenn die Patientin oder der Patient eine Krankheitseinsicht haben. Das

Anerkennen der Erkrankung hat eine wesentliche Bedeutung für eine grundsätzliche Änderungsbereitschaft und das Mitgestalten der Therapie.

Behandlungsmethoden wie die CBT-E oder Familientherapie gehören zu den Psychotherapieverfahren der ersten Wahl. Daneben gibt es weitere Therapien, die weniger gut oder kaum erforscht sind. Dazu gehören beispielsweise die Interpersonelle Therapie, körperorientierte Methoden und das expositionsbasierte Verhalten. Hier werden zukünftige Untersuchungen zeigen, ob sich die Verfahren als wirksam erweisen.

Theresa, 35, ehemals magersüchtig

Solange ich denken kann, war ich ängstlich. Ich hatte Angst vor schlechten Noten, Angst vor dem nächsten Streit meiner Eltern, Angst davor, irgendwelche Fehler zu machen. Als sich meine Eltern trennten, war ich 16. Ich hatte das Gefühl, komplett außen vor gelassen zu werden und musste zu meiner Mutter ziehen, die mit meinem heutigen Wissen selbst mit der Situation überfordert war. Das Schlimmste in dieser Zeit der Trennung waren für mich die Vorwürfe meiner Mutter, die direkt gegen mich gerichtet waren. Über das Heilfasten in meinem Kollegenteam stieg ich in die Magersucht ein. Damals machte ich eine Berufsausbildung. Während des Fastens fühlte ich mich stark und gut gelaunt. Also folgte noch eine Fastenkur und noch eine, bis das Fasten irgendwann zum Dauerzustand wurde.

Mein Umfeld reagierte kaum auf mein inzwischen niedriges Körpergewicht. Allerdings bekam ich zunehmend Magenprobleme und ging deshalb zu meinem Hausarzt. Der erkannte mein Problem und überreichte mir die Visitenkarte einer Psychotherapeutin. Er sagte mir, dass es eine ganz liebe Frau sei und sie mir sicher helfen würde, wenn ich es denn möchte. Diese Karte trug ich mehrere Wochen mit mir herum, ehe ich mich dazu entschloss, Kontakt zu der Therapeutin aufzunehmen. Damals wusste ich nicht, was genau mit mir los ist, eine Stimme in mir sagte jedoch, dass ich Hilfe brauchte, denn das Essen bzw. das Nicht-Essen bestimmte inzwischen meinen Alltag. Damals war ich 17, wog 39 Kilo bei einer Größe von 1,70 Metern. In meinem ersten Gespräch mit der Therapeutin hatte ich eigentlich erwartet, dass ich über die Gründe meines Nicht-Essens sprechen muss. Das war aber nicht der Fall, sondern sie sprach mit mir über mein Leben, meine Erlebnisse und meine Gefühle. So verliefen auch die nachfolgenden Sitzungen, wobei ich mir immer klarer über meine Gefühle wurde. Das war nicht immer leicht, und ich weinte in dieser Zeit viel. Aber schon nach wenigen Wochen hatte ich nach den Sitzungen mit meiner Therapeutin eine unbestimmte Lust darauf, etwas „außer der Reihe" zu essen, und das tat ich auch. Zunächst nur nach den Sitzungen, die zweimal wöchentlich stattfanden, irgendwann fast täglich. Abends begann ich zudem, wieder richtige Mahlzeiten zu essen – für einige Monate allein und mit einer genau definierten Menge an Kalorien. Dass ich zunahm, störte mich mal mehr und mal weniger.

Nach einem halben Jahr Therapie wog ich wieder 58 Kilo. Heute würde ich mein Essverhalten von damals als skurril bezeichnen. Was aber rückblickend wesentlich zu meinem Heilungsprozess beigetragen hat, ist, dass ich in der Therapie erfahren habe, dass ich es nicht jedem Menschen recht machen muss und dass ich eigene Wünsche und Ziele haben darf. Die Entwicklung von persönlichen Zielen war bei mir der Schlüssel: Ich hatte mir immer gewünscht zu studieren, mir fehlten aber die Unterstützer. Diese Lücke wurde durch meine Therapie und die Therapeutin geschlossen, weil ich nicht nur verstand, dass es an mir selber liegt, ob ich studiere oder nicht, und weil sie mir bei der Informationssuche zu den Voraussetzungen half. Mein Studium begann ich erst fünf Jahre nach Abschluss meiner Therapie. Zuvor baute ich mir ein eigenes Leben auf, ich arbeitete einige Jahre in Vollzeit, zog in eine eigene Wohnung und legte mir ein finanzielles Polster für mein Studium an, das ich erfolgreich abschloss. Insofern trug die Therapie für mich nicht nur zur Heilung meiner Seele bei, sondern es war auch eine praktische Lebenshilfe. Was die Magersucht betrifft, so kann ich von mir sagen, dass ich wohl vollständig geheilt bin. Ich esse, wenn ich hungrig bin und das, worauf ich Appetit habe, bis ich satt bin. Vermutlich habe ich großes Glück gehabt, dass ich damals an die richtigen Menschen geraten bin und noch dazu schnell. Zudem hatte ich ab einem bestimmten Zeitpunkt so etwas wie eine Krankheitseinsicht. Dadurch reichte bei mir eine ambulante Psychotherapie aus, und ich musste damals nicht in die Klinik.

Medikamente bei Begleiterkrankungen

Gegen Magersucht gibt es derzeit keine wirksamen Medikamente. Die seelischen Begleiterkrankungen wie Angst- und Zwangsstörungen können medikamentös behandelt werden.

Unterstützende Ernährungstherapie bei Magersucht

Eine begleitende Ernährungstherapie wird bei Magersucht aus verschiedenen medizinischen Gründen empfohlen. Sie erfolgt üblicherweise in enger Zusammenarbeit mit Ärztinnen und Psychotherapeuten. Ernährungsfachkräfte wie Ernährungswissenschaftlerinnen und Diätassistenten verfügen über ein weitreichendes Wissen über den Nährstoffbedarf des Menschen sowie über die Zusammensetzung und den Nährstoffgehalt von Lebensmitteln. Dadurch können sie zusammen mit den Patientinnen individuelle Ernährungspläne ausarbeiten, die die Wünsche und Bedürfnisse der Betroffen einbeziehen. Neben einer ausreichenden Nährstoffversorgung ist das Ziel eines Ernährungsplans eine Gewichtszunahme von einem halben bis zu einem Kilogramm pro Woche.

Die Maßnahmen der Ernährungstherapie unterscheiden sich je nach Notwendigkeit und können bei einer stationären, tagesklinischen und ambulanten Behandlung jeweils anders ablaufen.

Stationäre Ernährungstherapie

Leider kann es vorkommen, dass Menschen mit Magersucht aufgrund des schlechten Ernährungszustands einen körperlichen Zusammenbruch erleiden und im Krankenhaus behandelt werden müssen. Im schlimmsten Fall ist dann eine intensivmedizinische Behandlung notwendig, bei der vorübergehend die sogenannte „Medizinische Ernährungstherapie" erforderlich ist. In der Medizinischen Ernährungstherapie kommen zwei Ernährungsformen zum Einsatz: die enterale Ernährung (Ernährung über den Magen-Darmtrakt per Sonde) und die parenterale Ernährung (intravenöse Ernährung über die Blutbahn). Bei akuter Lebensgefahr und fehlender Behandlungsbereitschaft können

Patienten auf richterliche Anordnung auch gegen ihren Willen in ein Krankenhaus eingewiesen werden. Im Notfall erfolgt dort vorübergehend eine künstliche Zwangsernährung mit lebensnotwendigen Elektrolyten. Die Maßnahmen dienen der Lebenserhaltung.

Gefahr des Refeeding-Syndroms

Bei einem mangelernährten Menschen kann binnen weniger Tage nach dem Beginn einer Ernährungstherapie das sogenannte Refeeding-Syndrom auftreten. Es ist ein potenziell lebensbedrohlicher Zustand, bei dem es keine Rolle spielt, ob die Betroffene feste Nahrung zu sich nimmt oder über eine Sonde bzw. über die Blutbahn ernährt wird. Man beobachtet, dass der Stoffwechsel nach einer längeren Phase des Hungerns bzw. bei Mangelernährung nicht dazu in der Lage ist, sofort wieder alle Nährstoffe zu verwerten und in Folge entgleist. Es kommt zu Störungen im Elektrolythaushalt und zu einer klinischen Verschlechterung diverser Organfunktionen. Aus diesem Grund müssen stark mangelernährte Menschen in der Klinik sehr engmaschig hinsichtlich der Elektrolyte im Blut, der Flüssigkeitsversorgung und Vitalparameter (z.B. Blutdruck, Atemfrequenz. Körpertemperatur, Puls) überwacht werden. Liegt der BMI unter 16, wird während der ersten vier Tage der Wiederernährung mit einer täglichen Kalorienzufuhr begonnen, die nur ca. die Hälfte des Bedarfs deckt. So wird die Gefahr des Refeeding-Syndroms herabgesetzt.

Im Anschluss wird für 7–10 Tage die Energiezufuhr langsam auf 100 % des Bedarfs oder mehr gesteigert.

Eine Ernährung über die Sonde oder in die Blutbahn ist nicht die Regel, denn die meisten Patientinnen begeben sich aus eigenen Stücken in die Klinik zur Behandlung. Zumeist findet die Therapie in Kliniken für Psychiatrie oder psychosomatische Medizin statt. Dort prüfen die Ärzte und das Pflegepersonal oft zusammen mit einer Ernährungsfachkraft den Ernährungszustand. Die nachfolgenden Maßnahmen sind zu Beginn meist streng und strukturiert: Zunächst wird ein Zielgewicht vereinbart, das es zu erreichen gilt. Zudem werden wöchentliche Vorgaben für die Gewichtszunahme getroffen, die zwischen einem halben und einem Kilogramm liegen soll. Das Gewicht wird dann mehrmals wöchentlich kontrolliert. Idealerweise arbeitet die Patientin im nächsten Schritt zusammen mit einer Ernährungsfachkraft einen individuellen Ernährungsplan mit einer festgelegten Mahlzeitenstruktur aus. Ein Ernährungstagebuch kann dabei hilfreich sein. Vom Personal werden auch Kochkurse angeboten.

Da Menschen mit Magersucht aus Angst vor einer Gewichtszunahme dazu neigen, während der Mahlzeiten die Portionen zu verkleinern oder das Essen wegzuwerfen, werden die Mahlzeiten zu Beginn der Ernährungstherapie von einer „Essbegleitung" überwacht. Wenn keine Gefahr für das Refeeding-Syndrom besteht, erhalten Betroffene zusätzlich Trinknahrung.

Beim Einhalten der Struktur und der Ziele wird die Kontrolle der Patientinnen durch externe Personen zunehmend gelockert und ein eigenständiger Umgang mit dem Essen schrittweise wieder ermöglicht. Wissenschaftliche Untersuchungen konnten zeigen, dass Patientinnen in der Klinik von solchen strukturierten Behandlungsvereinbarungen profitieren.

Ernährungstherapie in der Tagesklinik

Eine Ernährungstherapie in einer Tagesklinik findet statt, wenn eine stationäre Behandlung nicht (mehr) notwendig, eine ambulante Betreuung aber unzureichend ist. Menschen mit Magersucht fehlt es oft an einer physiologischen Tageszeitabfolge beim Essen. In einer Tagesklinik gibt es vorgegebene Essenszeiten mit bis zu sieben Mahlzeiten täglich, davon drei Haupt- und vier Zwischenmahlzeiten.

Visualisierung der Gewichtsentwicklung

Auch in der Tagesklinik wiegen sich die Patientinnen regelmäßig zwei- bis dreimal wöchentlich, um die Gewichtsentwicklung z.B. durch eine Kurve abbilden zu können. Viele Magersüchtige haben große Angst vor einem unkontrollierten und starken Gewichtsanstieg. Die Visualisierung durch eine Gewichtskurve hilft dabei, die Ängste zu dämpfen, da sie deutlich macht, dass das Gewicht nicht sprunghaft, sondern „planmäßig" ansteigt.

Wie bei einer stationären Therapie werden zu Beginn bestimmte Vereinbarungen getroffen, die beispielsweise eine Gewichtszunahme von bis zu einem Kilo pro Woche umfassen, aber auch der Umgang mit schwierigen Esssituationen wird geübt. Zwar werden auch Ernährungspläne erstellt, allerdings liegt der Fokus stärker auf dem Selbstmanagement. Den Patientinnen wird soviel professionelle Hilfe wie nötig gegeben. Gleichzeitig ist deren Eigeninitiative gefragt. Das heißt, zu Beginn der Ernährungstherapie übernimmt die Ernährungsfachkraft die Verantwortung für die Durchführung des Ernährungsprogramms. Im Laufe der Therapie übernehmen die Patientinnen mehr und mehr Eigenverantwortung, bis ihnen die Ernährungsfachkraft nur noch unterstützend für Ernährungsfragen zur Seite steht. Zum Abschluss der ernährungstherapeutischen Behandlung in einer Tagesklinik tragen die Patientinnen die volle Verantwortung und planen die Mahlzeiten eigenständig, kaufen ein und kochen – auch für das ganze Team.

Wenn die Therapieziele erreicht werden, können die Behandlungsmaßnahmen zurückgefahren und die Ernährungstherapie auf Wunsch der Patientin ambulant weitergeführt werden. Die niedergelassene Ernährungsberaterin sollte Erfahrung mit psychischen Krankheiten haben und zum Thema Essstörungen weitergebildet sein.

Hält sich die Patientin nicht an die vereinbarten Ziele, kann dies zu einer Unterbrechung oder einem Wechsel der Therapie führen. Unter Umständen muss die Therapie dann in der Klinik weitergeführt werden.

Ambulante Ernährungstherapie zur Überbrückung

Eine ambulante Ernährungstherapie kann vor einem geplanten Klinikaufenthalt oder nach einer stationären bzw. tagesklinischen Behandlung durchgeführt werden.

Vor einem geplanten Klinikaufenthalt werden die Betroffenen zumeist durch die Hausärztin oder den Hausarzt an die Ernährungstherapeutin überwiesen. Psychiatrische Einrichtungen haben ebenso wie Psychotherapeuten oft Wartelisten, die sich über mehrere Monate erstrecken. Besteht bei der Patientin eine gewisse Krankheitseinsicht, dann hat die ambulante Ernährungstherapie das Ziel, einen weiteren Gewichtsverlust und die Notwendigkeit einer enteralen bzw. parenteralen Ernährung zu vermeiden. Die Maßnahmen sind dieselben wie bei einem stationären Aufenthalt oder in der Tagesklinik: Es werden Ziele festgelegt und individuelle Essenspläne zusammen mit der Patientin erstellt, die eine weitere Gewichtsabnahme verhindern und im besten Fall zu einem Anstieg des Gewichts führen.

Bei einem Ernährungsplan wird zwar die Gesamtkalorienmenge offengelegt, die einzelnen Kalorien pro Lebensmittel werden aber nicht sichtbar gemacht, um ein Kalorienzählen zu vermeiden.

Oft nehmen auch Eltern oder Großeltern an den Gesprächen teil, da die Betroffenen häufig zwar den Wunsch nach Veränderung haben, sich aber aufgrund des schlechten Ernährungszustands nicht konzentrieren können und zudem körperlich zu schwach sind, um die Maßnahmen umzusetzen.

Die Gespräche finden in enger Zusammenarbeit mit der behandelnden Ärztin/dem behandelnden Arzt statt. Wöchentliche Gespräche und Absprachen mit der Ärztin zur Gewichtsentwicklung und den Blutwerten sind eine Voraussetzung dafür, dass eine ambulante Therapie als Brücke für die stationäre Behandlung überhaupt verantwortet werden kann: Fällt das Körpergewicht beim mehrmals wöchentlichen Wiegetermin in der Arztpraxis unter ein kritisches Maß, erfolgt eine umgehende Krankenhauseinweisung durch die Ärztin/den Arzt.

Neben der Zusammenarbeit mit der Ärztin erfolgen Absprachen mit dem Psychotherapeuten. Voraussetzung hierfür ist, dass die oder der Betroffene bereits einen ambulanten Therapieplatz hat. Auch mit dem Psychotherapeuten werden engmaschig Informationen über mentale und körperliche Verfassung der Patientin, Einhaltung von Maßnahmen und Prognosen ausgetauscht.

Ich esse täglich 3000 Kalorien und nehme nicht zu

In Einzelfällen nehmen Patientinnen mit Magersucht trotz des Verzehrs großer Kalorienmengen nicht zu. Die Gründe hierfür können vielfältig sein. Eine Entzündung im Körper kann beispielsweise den Energieverbrauch erheblich ansteigen lassen. Aber selbstverständlich können auch heimliche Gegenmaßnahmen der Grund sein: nächtliche Gymnastik, Treppensteigen, die Einnahme von Abführmitteln oder Schilddrüsenhormonen.

Ambulante Ernährungstherapie nach dem Klinikaufenthalt

Weitaus häufiger findet die ambulante Ernährungstherapie auf Anraten einer Psychotherapeutin oder eines Arztes im Anschluss an einen Klinikaufenthalt statt.

Auch in diesem Fall stehen die Erstellung und Umsetzung von individuellen Essplänen im Vordergrund. Psychotherapeutinnen und Ärzte empfehlen eine ambulante Ernährungstherapie vor allem dann, wenn spezifische Fragen zu Lebensmitteln vorkommen. Diese Fragen können z.B. den Nährstoffgehalt und die Qualität betreffen. Auch wenn ein Sportprogramm wieder intensiviert werden soll oder fachkundige Informationen zu bestimmten Ernährungsformen wie Steinzeitdiät, Low-Carb oder Anti-Weizen-Diät nachgefragt werden, sind Ernährungsfachkräfte gute Ansprechpartner. Gleiches gilt bei Nahrungsmittelunverträglichkeiten wie Fruchtzuckerunverträglichkeit und Allergien gegenüber bestimmten Lebensmitteln.

Andrea, 19 Jahre, ehemals magersüchtig

Bei meinem Klinikaufenthalt hatte ich an Psychotherapie teilgenommen, in Einzel- und Gruppenform, Ernährungs-, Körper- und Kunsttherapie. Nachdem ich wieder zu Hause war, führte Dr. Berling die Ernährungstherapie mit mir fort. Sie empfahl mir eine Psychologin, die auf kognitive Verhaltenstherapie spezialisiert war. Bis ich diese beiden Therapeutinnen gefunden hatte, bei denen ich mich vollkommen wohl

fühlte, war es ein holpriger Weg, weil ich es zuvor mit anderen Therapeuten, Therapeutinnen und Beratungsstellen versucht hatte, die mir
teilweise das Gefühl gaben, ein hoffnungsloser Fall zu sein. Das größte
Hindernis jedoch war in mir selbst begründet, weil es schwierig war,
mehr essen zu müssen als andere, nicht aus Angst vor einer Zunahme,
sondern weil ich lernen musste, dass ich wertvoll bin und Nahrung
verdiene.

Am meisten geholfen haben mir Tagträumereien: Ich hatte mir
gern vorgestellt, was ich alles machen kann, wenn ich gesund bin,
wohin ich reisen könnte und was ich eigentlich will. Zum Erreichen
jedweder Träume brauchte ich Kraft, und durch das Zunehmen
merkte ich, dass ich fitter wurde und meinen Träumen eine Grundlage schenkte. Die Ernährungstherapie half mir zu begreifen, dass ich
zwangsläufig bestimmte Mengen essen musste, um meinen Nährstoffbedarf zu decken. Vorstellungen, wo bestimmte Stoffe drin sind,
die zum Beispiel zum Haarwachstum beitragen, was derzeit gestört
war, halfen mir, Freude am Essen zu entwickeln. Zum Schluss bekam
ich den Kopf frei, als ich wegzog und Altes hinter mir ließ. Fortan
lebte ich in einer WG, schaute mir ein wenig das Essverhalten meiner WG-Mitglieder ab, erlebte neue Situationen, wodurch ich flexibler
wurde, und durch regelmäßiges mentales Training und Meditationen
lernte ich, achtsam mit mir umzugehen.

Wenn ich an die Anorexie zurückdenke, wird mein Herz schwer,
weil ich dem Tod ins Auge geblickt hatte. Doch an guten Tagen sage
ich mir: Ich kann alles schaffen, was ich will. Das hat mir mein Gesun-
dungsprozess bewiesen.

Komplikationen und Spätfolgen

Zu Beginn der Erkrankung fühlen sich Menschen mit Magersucht körperlich stark und erhalten Komplimente für ihr Aussehen: Schlank zu sein, ist
ein westliches Schönheitsideal. Zudem haben sie das Gefühl, die Kontrolle
über die eigenen Bedürfnisse und den Körper zu haben. Mit der Zeit beginnt der körperliche und seelische Zustand jedoch zu kippen. Als Folge

der zu geringen Kalorien- und Nährstoffzufuhr können kann ein gravierender Nährstoffmangel entstehen. Die Stimmung ist zunehmend gereizt, Müdigkeit, Frieren und Schwindel durch den niedrigen Blutdruck werden zu ständigen Begleitern. Trotzdem nehmen Betroffene ihr Verhalten nicht als krankhaft wahr: Sie haben das Gefühl, alles unter Kontrolle zu haben. Während magersüchtige Kinder und Jugendliche oftmals durch die Eltern zu einer Therapie bewegt werden, ist die Einleitung bei Erwachsenen mitunter sehr schwierig, denn sie sträuben sich oft gegen eine Therapie.

Hinzukommt, dass die Magersucht häufig mit Depressionen einhergeht. Angsterkrankungen, Depression und Selbstzweifel gehören zu den häufigsten Folgeerkrankungen und/oder Begleiterkrankungen der Magersucht. Wird die Krankheit nicht behandelt, zieht sie einen sozialen Rückzug nach sich bis hin zur Isolation.

Sind Depression und Magersucht stark ausgeprägt, so ist die Gefahr für Selbsttötung (Suizid) erhöht. Der Suizid gehört neben den starken Mangelerscheinungen zu den häufigsten Todesursachen bei Magersucht.

Die körperlichen und psychischen Folgen der Magersucht sind in jedem Fall erheblich. Viele Folgeschäden sind auf die Mangelernährung zurückzuführen, die nicht nur einen Mangel an Vitaminen, Mineralstoffen und Spurenelementen betreffen. Durch fehlende Aufnahme von Fett und Eiweiß werden auch Fettreserven und Muskulatur abgebaut. Da aber alle Körperorgane auf Nährstoffe angewiesen sind, arbeiten sie mit der Zeit nicht mehr richtig und stellen ihre Funktionen nach und nach ein. Organschäden sind in jedem Alter eine Spätfolge der Magersucht, die auch nach einer Genesung nicht mehr (vollständig) rückgängig zu machen sind. Zu den wichtigsten Langzeitfolgen im Kindes- und Jugendalter zählen schwere körperliche und geistige Entwicklungsstörungen, z. B. ein verzögertes Einsetzen der Pubertät und Wachstumsstörungen.

Wechsel zur Bulimie

Ungefähr zwei von zehn Menschen mit Magersucht wechseln während des Krankheitsverlaufs zur Bulimie. Menschen mit Bulimie haben unkontrollierte Essanfälle und führen anschließend Gegenmaßnahmen durch (z. B. Erbrechen), um nicht zuzunehmen.

Drei von 200 Menschen, meistens Frauen, sind in Deutschland von Bulimie (Bulimia nervosa) betroffen: Sie erleiden regelmäßig einen unkontrollierten Essanfall und führen anschließend Gegenmaßnahmen durch. Der Schweregrad der Bulimie wird anhand der wöchentlichen Essanfälle mit anschließenden Gegenmaßnahmen bemessen. Bei höchstens drei Episoden pro Woche ist von einer leichten Form der Bulimia nervosa die Rede, bei vier bis sieben von einer mittelgradigen und bei acht bis 13 von einer schweren Form der Bulimie. Es gibt aber auch extreme Formen mit über 14 Essanfällen und anschließenden Gegenmaßnahmen pro Woche.

Wie bei vielen psychischen Erkrankungen gibt es bei der Bulimie keine genau definierte Ursache, und die Möglichkeiten der Prävention haben Grenzen.

Kennzeichen der Bulimie

Kontrollverlust

Das wichtigste Merkmal der Bulimie ist ein Kontrollverlust, der sich in Form von Essanfällen zeigt. Dabei essen Betroffene mehrmals wöchentlich und in bestimmten Zeiträumen (maximal zwei Stunden) große Nahrungsmengen, auf die gegenregulierende Verhaltensweisen wie selbst herbeigeführtes Erbrechen folgen. Alle Verhaltensweisen sind Ausdruck seelischer Probleme und teils mit großer Angst vor einer Gewichtszunahme verbunden.

Bei einem ausgeprägten Kontrollverlust sind sich viele Bulimikerinnen ihres Handelns während eines Essanfalls gar nicht bewusst. Das kann dazu führen, dass während des ein- bis zweistündigen Essanfalls bis zu 10000 kcal aufgenommen werden, vor allem in Form von leicht essbaren, kalorienreichen Lebensmitteln, wie z. B. Schokolade, Keksen, Kuchen, Eiscreme und Limonade. In besonders schweren Fällen wird aber auch beispielsweise tiefgekühlte Pizza zusammen mit Chips, Süßigkeiten und Alkohol verschluckt. 10 000 kcal sind mehr als der fünffache Tagesbedarf von Frauen, der im Durchschnitt 1700–1900 kcal beträgt.

Während manche Bulimie-Betroffene während eines Essanfalls tatsächlich große Nahrungsmengen mit einem hohen Energiegehalt essen, nehmen andere die Menge nur subjektiv als große Portion wahr. Letzteres kommt entweder als Übergangsform zur Magersucht oder als eine Form dieser Erkrankung vor. Eine objektiv gesehen kleine oder normale Portion, z. B. eine halbe Pizza, wird als Essanfall wahrgenommen und anschließend durch Gegenmaßnahmen kompensiert. Auch beim Purging-Syndrom geht es um einen subjektiv empfundenen Essanfall. Im Unterschied zur Magersucht sind Purging-Betroffene oft normalgewichtig und leiden nicht an einer Körperschemastörung.

Stress und Schamgefühle

Auslöser für den Essanfall sind häufig Stressmomente. Bulimie-Betroffene empfinden dann während des Essanfalls eine gewisse Entspannung. Beendet wird der Essanfall, wenn sich ein (unerträgliches) Völlegefühl einstellt. Dann treten Schamgefühle und Selbstvorwürfe auf.

Aufgrund der Schamgefühle versuchen viele Bulimie-Betroffene, ihre Erkrankung zu verbergen. Häufig gelingt es ihnen jahrelang, bis der innere Druck zu groß wird oder körperliche Symptome wie Herzrhythmusstörungen, Nierenschäden, Zahnschäden, Schwellungen der Speicheldrüsen und Entzündungen der Speiseröhre auftreten, die nicht mehr verborgen werden können.

Es gibt auch zahlreiche Bulimie-Kranke, die ihren Essanfall planen oder diesen immer zu einem bestimmten Zeitpunkt, in einem bestimmten Zeitraum oder an einem speziellen Ort durchleben.

Gegenmaßnahmen einleiten

Menschen mit Bulimie leiten nach einer Essattacke häufig Gegenmaßnahmen wie Erbrechen oder Abführmittelkonsum ein. Es können sich auch mehrtägige Hungerphasen bzw. Fastentage anschließen. Danach tritt erneut ein Essanfall auf. Auch exzessives Sporttreiben kommt als gegenregulierende Verhaltensweise in Frage. Manchmal werden zudem gegenregulierende Maßnahmen miteinander kombiniert, beispielsweise selbst herbeigeführtes Erbrechen mit exzessivem Sporttreiben.

Beatrix, 33 Jahre, Bulimikerin
Sieben Jahre schon verheimlichte ich meine Bulimie erfolgreich vor allen Menschen, bis ich es irgendwann nicht mehr aushielt. Wegen einer Magenschleimhautentzündung erhielt ich eine Überweisung für eine Ernährungstherapie. Schon im ersten Gespräch brach es dann aus mir heraus, und ich berichtete Frau Berling meine Leidensgeschichte, und dass ich mit den täglichen Fressanfällen und dem Übergeben endlich aufhören möchte. Sie hörte mir aufmerksam zu und fragte mich dann, an welchen Stellen ich mir Hilfe wünschte. Ich antwortete darauf, dass mir ein Ernährungsplan bestimmt helfen wird. Frau Berling willigte ein, und wir entwickelten zusammen einen Plan, mit dem ich zufrieden nach Hause ging. Ein bisschen überrascht war ich aber auch über ihre Frage, ob ich mir vorstellen kann, eventuell andere Hilfe in Anspruch zu nehmen, falls der Ernährungsplan allein nicht ausreicht. Ich sagte, dass ich darüber nachdenken werde, und wir verabredeten den zweiten Termin in einer Woche.

Diese Woche wurde für mich zu einem Desaster, denn ich musste mir eingestehen, dass mein Problem nichts mit meiner Ernährung an sich zu tun hatte, sondern mit meiner Psyche. Ich schaffte es nicht einmal an einem einzigen Tag, mich an den Plan zu halten und hatte nach wie vor Essanfälle und übergab mich hinterher. Dafür schämte ich mich und fühlte mich beim nächsten Termin als Versagerin. Nachdem ich Frau Berling über meinen Misserfolg berichtet hatte, sagte sie mir als erstes, dass ich mich für nichts schämen muss und gab mir einige Hintergrundinformationen zur Erkrankung. Dann wurde sie deutlich, indem sie sagte, dass sie mir gerne als Unterstützung zur Seite stehen möchte und mir Fragen zu meiner Ernährung beantwortet, aber dass ich an den seelischen Ursachen meines Verhaltens arbeiten muss. Mir einzugestehen, dass ich psychologische Hilfe brauche, war nicht leicht. Sie war aber der erste Schritt für mich in Richtung Symptomfreiheit.

Seelische Symptome: Selbstzweifel und Ekel

Die Bulimie ist eine tückische Erkrankung, da Betroffene häufig normalgewichtig sind und die Krankheit dann über lange Zeit unentdeckt bleibt. Letztendlich sind die Essanfälle mit anschließenden Gegenmaßnahmen aber nur das Zeichen tiefliegender seelischer Probleme. Um die Erkrankung zu heilen, reicht es daher nicht aus, einfach nur die Essanfälle zu stoppen und mit den Gegenmaßnahmen aufzuhören.

Der Kontrollverlust setzt die Betroffenen zusätzlich psychisch massiv unter Druck: Selbstzweifel, Versagensängste und Ekelgefühle vor sich selbst sind häufig beschriebene Empfindungen. Nicht selten geht die Bulimie in eine Magersucht oder ein Binge-Eating-Verhalten über. Viele Betroffene berichten, dass sie es irgendwann nicht mehr ausgehalten haben, den Körper durch Gegenmaßnahmen wie Erbrechen zu drangsalieren und fortan „nur" noch die Essanfälle über sich ergehen lassen. Die damit verbundene Gewichtzunahme und negative Emotionen wie Selbstekel können die Probleme dann weiter verstärken.

Verlauf und weitere Diagnosen

Die Aussicht auf Heilung oder auf Symptomfreiheit (Zeiträume ohne Krankheitszeichen) ist bei Bulimie als gut anzusehen. Je früher die Krankheit erkannt und behandelt wird, desto besser sind die Aussichten auf eine erfolgreiche Therapie. Wichtige Prädiktoren für einen Therapieerfolg sind die Häufigkeit der Essanfälle und Gegenmaßnahmen, das eigene Körperbild, die Selbstwahrnehmung und Resilienz (Widerstandfähigkeit) sowie Begleiterkrankungen.

Die Bulimie geht fast immer mit anderen psychischen Krankheiten einher. Angststörungen und Depressionen gehören zu den häufigsten Begleiterkrankungen. Zudem gehen Bulimie und Persönlichkeitsstörungen (emotional instabil oder ängstlich vermeidend) häufig Hand in Hand. Auch scheint es eine Häufung von ADHS unter Bulimikerinnen und Bulimikern zu geben.

Therapie der Bulimie

Die Bulimie ist eine schwere psychische Erkrankung, und eine professionelle Behandlung ist unverzichtbar. Vielen Betroffenen fällt es schwer, ihr Verhalten richtig einzuschätzen, oder sie wollen nicht wahrhaben, dass es gestört ist. In der Therapie werden seelische Probleme wie z. B. ein geringes Selbstwertgefühl oder Perfektionismus sowie verborgene Konflikte, die im Zusammenhang mit der Bulimie stehen, angesprochen. Auch die Behandlung von psychischen Begleiterkrankungen, z. B. Depression und Angst, ist ein wichtiges Element. Zu den Therapiezielen gehören:

- Das Normalisieren des Essverhaltens durch die Verringerung der Essanfälle und Gegenmaßnahmen
- Das Erlernen von Vorbeugemaßnahmen vor einem Rückfall
- Die Einsicht, dass das persönliche Wohlbefinden nicht zwingend vom Körpergewicht abhängig ist

Die Behandlung der Bulimie kann ambulant, teilstationär in der Tagesklinik oder stationär erfolgen. Entscheidend für die Rahmenbedingungen ist der Schweregrad der Erkrankung sowie weitere Faktoren wie z. B. psychische Begleiterkrankungen.

Die teilstationäre oder stationäre Therapie findet statt, wenn körperliche und seelische Begleiterkrankungen so schwerwiegend sind, dass eine ambulante Behandlung nicht möglich ist, z. B. bei akuter Selbstmordgefahr. Auch ein schlecht eingestellter Diabetes oder begleitende Suchterkrankungen können Komplikationen verursachen, sodass Medizinerinnen und Mediziner in der Regel eine tagesklinische oder stationäre Therapie empfehlen werden. Auch schwere Ausprägungen der Bulimie mit einem stark unkontrollierten Essverhalten und Störungen im Mineralstoffhaushalt sind Gründe für eine teil- oder vollstationäre Behandlung. Gleiches gilt bei essstörungsbedingten Komplikationen während der Schwangerschaft, bei unzureichender Wirksamkeit der ambulanten Behandlung oder Umständen im Umfeld der Patientin, die eine Therapie erschweren oder gar verhindern.

Verhaltensmuster ändern

Am häufigsten findet die Behandlung der Bulimie ambulant statt. Die Psychotherapie ist dann die Behandlungsform der ersten Wahl. Dieser Behandlungsform können sich andere Therapien als unterstützende Maßnahmen angliedern. Beispiele hierfür sind medikamentöse Behandlungen, die Kunsttherapie, Entspannungskurse, Musiktherapie und Ernährungstherapien.

Am besten erforscht ist in der Behandlung der Bulimie die **kognitive Verhaltenstherapie (KVT)**. Sie zielt darauf ab, ungünstige und ungesunde Verhaltensmuster und Überzeugungen durch sachliche und gesundheitsfördernde zu ersetzen. Dies erfordert ein aktives Mitarbeiten der Betroffenen. Dementsprechend ist die KVT nur dann sinnvoll, wenn die Erkrankte dazu bereit ist, sich mit den Gefühlen und dem Verhalten auseinanderzusetzen und an sich zu arbeiten.

Alternativ kommen für die Behandlung die interpersonelle Psychotherapie (IPT), die tiefenpsychologisch fundierte Psychotherapie und bei Kindern zusätzlich die familienbasierte Therapie in Frage.

Die **interpersonelle Psychotherapie (IPT)** ist eine Kurzzeitbehandlung, die in Einzel- oder Gruppensitzungen durchgeführt wird. Die IPT hat zum Ziel, Konflikte besser lösen zu können, indem ein alternatives Verhalten eingeübt wird. Die Methode ist wissenschaftlich anerkannt und umfasst 12–20 Sitzungen.

Die **tiefenpsychologisch fundierte Psychotherapie** zielt darauf ab, verborgene psychische Konflikte aufzuarbeiten und so aktuelle seelische Probleme zu lösen. Hierzu werden Techniken aus der klassischen Psychoanalyse verwendet, die zielorientiert und zeitlich begrenzt ablaufen. Die tiefenpsychologisch fundierte Psychotherapie kann bis zu 100 Sitzungen umfassen.

Bei der **Familientherapie** werden bestimmte Familienmitglieder aktiv mit einbezogen. Die Familientherapie stellt eine Alternative zur kognitiven Verhaltenstherapie dar.

Nicht alle Therapien werden von der Kasse bezahlt. Bei der IPT sind die gesetzlichen Krankenkassen nicht verpflichtet, die Kosten zu übernehmen. Therapien wie die KVT und die tiefenpsychologisch fundierte Therapie werden von den Kassen in der Regel bezahlt. Andere Behandlungen müssen unter Umständen selbst bezahlt werden, wenn sie ambulant erfolgen.

Neben der Einzeltherapie hat sich auch die angeleitete Selbsthilfe bewährt. Von Selbsthilfe spricht man, wenn sich Menschen mit einem gemeinsamen Problem oder einer Erkrankung zu Gruppen zusammenschließen, in denen sie sich gegenseitig unterstützen und andere Menschen beraten. Bei der angeleiteten Selbsthilfe werden die Selbsthilfegruppen dauerhaft von professionellen, ausgebildeten Kräften begleitet und angeleitet.

Die angeleitete Selbsthilfe kann bei leichten Formen der Bulimie helfen, die Krankheit zu überwinden. Wichtig ist dann, dass die Gruppe von qualifizierten Therapeuten angeleitet wird, die mit Essstörungen Erfahrung haben und mit der kognitiven Verhaltenstherapie arbeiten.

Bewusstes Halt!-Sagen

Bewusstes „Halt!"-Sagen kann dabei helfen, dem Gegensteuern nach dem Essen Einhalt zu gebieten. Den Moment des „Anhaltens" und des „In-sich-Hineinhörens" können Betroffene dazu nutzen, sich zu vergegenwärtigen, dass die gegessene Menge vielleicht gar nicht so kalorienreich war, wie sie es zunächst angenommen haben. In Folge überdenken sie das geplante Gegensteuern, entspannen sich und strapazieren ihren Körper und ihren

Geist nicht durch die Einnahme von Medikamenten, Erbrechen oder andere Maßnahmen.

Auch positive Denksätze zum Essen und Trinken können helfen, die z. B. wie folgt lauten können: „Mein Körper braucht diese Vitamine und Mineralien aus der Nahrung, damit ich fit und gesund bleibe." oder „Ich gönne mir diese Kekse. Sie sind lecker und bedeuten Lebensqualität für mich." Im Gegensatz zu Sätzen wie „Abführmittel sind schlecht für mich" oder „Erbrechen ruiniert meine Zähne und verursacht Mundgeruch" schaffen sie positive Assoziationen. Betroffene wissen ohnehin, dass die körperlichen und seelischen Folgen durch das regelmäßige Gegensteuern negative Auswirkungen auf ihre Gesundheit und ihre Lebensqualität, vielleicht auch auf ihr soziales Umfeld haben.

Medikamentöse Therapie

In Kombination mit einer Psychotherapie kann der Medikamentenwirkstoff Fluoxetin als unterstützende Maßnahme bei Bulimie eingesetzt werden. Fluoxetin wird bei Bedarf zu Beginn der Therapie der Bulimie eingesetzt, oder wenn sich die Patientin in einer Krise befindet. Das Medikament wirkt antidepressiv und vermindert die Anzahl der Essanfälle und Gegenmaßnahmen. Für die alleinige Behandlung ist es nicht geeignet. Der Einsatz weiterer Medikamente unterliegt immer einer Einzelfallentscheidung.

Unterstützende Ernährungstherapie bei Bulimie

Die Ernährungstherapie hat in der begleitenden Behandlung der Bulimie einen wichtigen Stellenwert, weil viele Betroffene an Mangelernährung leiden. Ein Ziel der Ernährungstherapie ist es daher, den Nährstoffmangel zu beseitigen. Ernährungsfachkräfte können Fragen zu bestimmten Lebensmitteln beantworten und nicht zuletzt in der Ernährungsberatung und -therapie Fragen zu Nährstoffen in Lebensmitteln und deren Wirkungen auf die Gesundheit klären.

Bei der Ernährungstherapie werden konkrete Ziele vereinbart. Diese richten sich immer nach den aktuellen Bedürfnissen und den persönlichen

Ressourcen. So kann es zu Beginn der Therapie ein Ziel sein, mindestens zwei reguläre Mahlzeiten einzunehmen – ohne Ablenkung und ohne anschließende Gegenmaßnahmen –, während es im weiteren Verlauf Ziel sein kann, nur noch reguläre und regelmäßige Mahlzeiten zu essen und keine Gegenmaßnahmen durchzuführen.

Die Ernährungstherapie kann ambulant, teilstationär oder in der Klinik durchgeführt werden. Je nach Schweregrad der Bulimie und der Nicht-Einhaltung der Ziele ist eine Unterbrechung oder ein Wechsel der Therapie, z. B. von der ambulanten Versorgung zur Weiterführung der Therapie in einer Tagesklinik, angezeigt.

Essverhalten und Sättigungsgefühl

Die Ernährungstherapie unterstützt eine Normalisierung des Essverhaltens, etwa indem aufgezeigt wird, welche Portions- und Mahlzeitengrößen „normal" sind. Dies kann in Einzelgesprächen mit praktischen Übungen und in Kochkursen praktiziert werden. Viele Bulimikerinnen verlieren im Laufe ihrer Erkrankung jedes Gefühl für eine gute und gesunde Ernährung.

Im Laufe der Erkrankung verlieren Patienten mitunter das Hungergefühl. Als weitaus belastender empfinden sie aber den Verlust des Sättigungsgefühls. Durch die häufige Dehnung des Magens (der Magen ist ein muskulöses Hohlorgan) kann er sich so sehr geweitet haben, dass er tatsächlich ein übergroßes Fassungsvermögen hat. In der Regel bildet sich der Magen wieder zurück, und das Sättigungsgefühl setzt mit der Zeit wieder ein. Dieser Prozess dauert meist mehrere Monate.

Eine Mahlzeit bestehend aus einer Portion (150 g) Fisch, zwei Portionen (300 g) geschmortem Gemüse und einer Portion (150 g) Gnocchi mit Soße (30–50 g) löst bei vielen Bulimikerinnen gerade zu Beginn der Ernährungstherapie noch kein Sättigungsgefühl aus. Dann ist es wichtig zu wissen, dass beispielsweise ein Nachschlag beim Gemüse oder beim Fisch und den Gnocchi völlig in Ordnung ist. Aufgehört werden sollte, wenn sich ein angenehmes Köpergefühl einstellt oder die Betroffene aufgrund der Portionsgrößen weiß, dass es sinnvoll ist, zumindest eine Pause beim Essen einzulegen und nach 10–15 Minuten in sich hineinzuhören, ob die Mahlzeit ausreichend war.

Ernährungspläne und -protokolle

Um die Portions- und Mahlzeitengröße, aber auch die Kalorienmenge richtig einschätzen zu lernen, werden in manchen Fällen Ernährungspläne als hilfreich empfunden. Sie bieten – ohne konkrete Kalorienangaben – eine Orientierungshilfe, die den Betroffenen Sicherheit im Umgang mit Lebensmitteln und Portionsgrößen geben soll.

Das Frühstück kann z. B. so angegeben werden: 3–4 EL Haferflocken, 1 EL Leinsamen, 1 EL Walnüsse, 4–5 gehäufte EL Naturjoghurt (3,5 g Fett), Quark oder Skyr, 1 Portion Obst (z. B. 1 Banane oder 1 Apfel), etwas Milch und Zimt.

Ernährungsprotokolle verschaffen vielen Bulimie-Betroffenen einen Überblick über ihre Ernährung und sollen im Rahmen der Ernährungsgespräche Sicherheit im Umgang mit dem Essen geben. Die Betroffenen schreiben eine Woche oder länger auf, was sie essen und trinken. Bei leichten Formen der Bulimie kann bereits die gedankliche Auseinandersetzung mit dem Eintrag in das Ernährungsprotokoll einen drohenden Essanfall verhindern. Bei schweren Verlaufsformen kann die Auseinandersetzung mit der täglichen Ernährung in Form von Ernährungstagebüchern und Informationen zur Qualität von Lebensmitteln sowie zu Nährstoffen eine Überforderung darstellen. Hier sind konkrete Handlungsempfehlungen wie z. B. Essenspläne sinnvoller. Kochen und Backen oder die Teilnahme an Kochkursen sowie Einkaufstrainings können jedoch je nach persönlichem Empfinden Bestandteil der Ernährungstherapie sein.

Komplikationen und Spätfolgen

Auf Dauer hinterlässt die Bulimie körperliche und seelische Spuren. Während die meisten Betroffenen über einen langen Zeitraum glauben, das Verhalten eigenständig und selbstgesteuert wieder ändern zu können, wächst auf lange Sicht die Erkenntnis, dass dies nicht oder nur schwer möglich ist. Das verstärkt das Gefühl des Kontrollverlusts und das Empfinden von Ohnmacht. Hinzukommt die zunehmende Angst davor, bei einem Essanfall oder beim Einleiten der Gegenmaßnahmen wie Erbrechen „erwischt" zu werden. Viele Bulimie-Erkrankte kapseln sich daher zunehmend von der Familie, von Freunden und Bekannten ab und meiden Feierlichkeiten oder ein gemeinsames Essen mit Kollegen.

Auf Dauer treten außerdem zahlreiche körperliche Beeinträchtigungen und Schäden auf, z. B. eine Mangelernährung. Denn nicht nur das Erbrechen verhindert die Aufnahme lebensnotwendiger Nährstoffe, sondern auch häufige Diäten und Abführmittelmissbrauch. Dadurch ergeben sich weitere Symptome wie trockene Haut und Haarausfall.

Auch Menstruationsstörungen und Unfruchtbarkeit sind bei Bulimikerinnen keine Seltenheit. Kommt es doch zu einer Schwangerschaft, so ist das ungeborene Baby gefährdet, da es sich durch die Mangelernährung der Mutter nicht richtig entwickeln kann.

Weitere Komplikationen sind je nach Gegenmaßnahme die Entstehung einer Bauchspeicheldrüsenentzündung, Herzmuskelschwäche, Osteoporose, Nierenschäden, chronische Verstopfung, Magenschleimhautentzündung, Zahnschäden und Speiseröhrenentzündungen. Im schlimmsten Fall können die Essanfälle einen lebensgefährlichen Speiseröhrenriss (Mallory-Weiss-Syndrom) verursachen.

Die Sterberate durch die Bulimie in Folge von Mangelernährung oder Selbstmord ist gering. Die Lebensqualität kann allerdings massiv beeinträchtigt sein.

Binge-Eating gehört zu den häufigsten Essstörungen. Sie tritt deutlich häufiger auf als die Bulimie oder die Magersucht. Noch häufiger ist allerdings ein periodisches Auftreten der Essanfälle (atypisches Binge-Eating-Verhalten). Hiervon sind 10–15 % der Menschen in Deutschland betroffen. Das Binge-Eating-Verhalten wurde erstmals in den späten 1950er Jahren in den USA beschrieben. Bis zur Anerkennung als eigenständige Erkrankung dauerte es Jahrzehnte, und erst 2013 wurde sie in den sogenannten DSM-Leitfaden (Diagnostic and Statistical Manual of Mental Disorders) aufgenommen. Heute ist die Esssucht in Deutschland und den meisten Ländern der Erde als eigenständige Krankheit anerkannt.

Kennzeichen von Binge-Eating

Wiederkehrende Essanfälle und Kontrollverlust

Viele Menschen kennen das Gefühl des Kontrollverlusts beim Essen. Stellen Sie sich vor, Sie haben sich vorgenommen, nur zwei Stückchen Schokolade zu genießen, essen dann aber die ganze Tafel auf. Dies ist ein subjektiv empfundener Essanfall. Anders ist es bei einem objektiven Essanfall, bei dem sehr große Nahrungs- und Energiemengen gegessen werden. Der Aufnahmemenge ist keine Grenze nach oben gesetzt: Manche essen auf einmal 5000 kcal, was ungefähr der Menge von zehn Tafeln Schokolade entspricht. Eigentlich haben Menschen, die harte körperliche Arbeit durchführen, zum Beispiel Bauarbeiter, einen sehr hohen Tagesbedarf von 5000 kcal. Eine Frau mit Schreibtischjob hat im Vergleich einen durchschnittlichen täglichen Energiebedarf von 1900 kcal, ein Mann etwa 2600 kcal pro Tag.

Menschen, die am Binge-Eating-Verhalten (Esssucht) leiden, haben regelmäßige und wiederkehrende Essanfälle. Die Krankheit tritt ab dem

Jugendalter auf, ist aber häufiger bei Erwachsenen anzutreffen. Im Gegensatz zur Magersucht und Bulimie ist das Geschlechterverhältnis bei Binge-Eating eher gleichmäßig verteilt.

Während der Essanfälle werden unkontrolliert enorme Mengen an Lebensmitteln schnell und wahllos durcheinandergegessen. Wie lange ein Essanfall andauert, ist sehr unterschiedlich, er kann sich aber durchaus über zwei Stunden hinziehen. Gestoppt wird erst, wenn ein starkes oder unerträgliches Völlegefühl entsteht. Gegenregulierende Maßnahmen erfolgen dann keine.

Gestörte Gefühlsregulation

Studien zeigen, dass Menschen mit Binge-Eating-Verhalten häufig Probleme haben, geeignete Strategien zum Umgang mit negativen Gefühlen wie Ärger oder Angst einzusetzen. Während der Ärger wortwörtlich in einem Essanfall heruntergeschluckt wird, würden andere Menschen ihren Ärger z. B. aussprechen oder darüber nachdenken, weshalb sie ärgerlich sind und den Konflikt zu einem späteren Zeitpunkt ansprechen. Hänseleien, Mobbing und häufige Konflikte können sogar ursächlich für die Essstörung verantwortlich sein.

Menschen mit Binge-Eating-Verhalten empfinden den inneren Zwang, immer zu essen, als überaus belastend. Zusätzlich treten nach dem Essen Scham- und Schuldgefühle auf. Auch werden die Essanfälle in der Regel anderen Menschen gegenüber verheimlicht. Aber warum essen Menschen so große Mengen, obwohl sie durch die Essanfälle zum Teil extrem übergewichtig werden? Wie bei allen Essstörungen haben Hunger, Genuss und Sättigung nur vordergründig etwas mit der Erkrankung zu tun. Essanfälle haben bei den Betroffenen oft eine stimmungsregulierende Funktion. Nach einem Essanfall versuchen sie immer wieder, ihr Essverhalten zu kontrollieren und die Menge der Nahrung zu reduzieren. Allerdings trägt gerade letzteres dazu bei, dass die Wahrscheinlichkeit eines erneuten Essanfalls steigt. Betroffene essen zwischen den Essanfällen oft unregelmäßig und führen immer wieder Diäten durch. Oft schließt sich einem Essanfall eine ganze Episode an Essattacken an, bis ein erneuter Versuch unternommen wird, das Gewicht „in den Griff zu bekommen". Menschen mit Binge-Eating-Verhalten beschäftigen sich sehr viel mit ihrem Gewicht und der Figur, allerdings weniger extrem als Menschen mit Magersucht oder Bulimie.

Selbstwertprobleme

Neben einer gestörten Gefühlsregulation und einem restriktiven (einschränkenden) Essverhalten gehören zum Krankheitsbild oft Selbstwertprobleme. Viele Menschen mit Binge-Eating-Verhalten „funktionieren" bei der Arbeit und im Kreis der Familie und Freunde perfekt. Sie strengen sich übermäßig stark an und versuchen, es allen recht zu machen, um den selbstgesteckten und auferlegten Aufgaben und Zielen gerecht zu werden. Die Essanfälle dienen dann der Kompensation des erlebten Stresses und verstärken gleichzeitig das niedrige Selbstwertgefühl. Denn ein Essanfall bestärkt den Betroffenen immer wieder in dem Gefühl, versagt zu haben.

Verlauf und Abgrenzung zu Adipositas (Fettsucht)

Aufgrund ihrer Schuld- und Ekelgefühle versuchen viele Menschen mit Binge-Eating-Verhalten, ihre Erkrankung zu verbergen. Bis zur Diagnosestellung und einer anschließenden geeigneten Behandlung vergehen nicht selten Jahre oder manchmal sogar Jahrzehnte.

Vier von zehn Betroffenen sind adipös (fettsüchtig). Adipositas wird ab einem Körper-Masse-Index (BMI) von über 30 diagnostiziert. Eine Frau mit einer Körpergröße von 1,68 Metern und einem Gewicht von 85 kg hat einen BMI von 30. Damit ist Adipositas die häufigste Begleiterkrankung beim Binge-Eating. Die Fettleibigkeit ist allerdings kein zwingendes Kennzeichen.

Im Gegensatz zu Menschen mit der Diagnose Adipositas haben Menschen mit Binge-Eating-Verhalten in einem Zeitraum von drei Monaten mindestens einmal pro Woche einen Essanfall. Hinzu kommen psychische Begleiterkrankungen wie Angststörungen und Suchterkrankungen, besonders Alkoholsucht. Aus diesem Grund ist Binge-Eating als eine Essstörung anerkannt, die Adipositas nicht.

Binge-Eating und Magenverkleinerung

Ab einem BMI von über 40 oder einem BMI zwischen 35 und 39,9 im Zusammenhang mit anderen Erkrankungen wie Bluthochdruck oder Typ-2-Diabetes kommt die sogenannte Adipositas-Chirurgie zum Einsatz. Darunter versteht man Verfahren wie Magenverkleinerung oder Magenbypass-Operationen. Für Menschen mit Binge-Eating-Verhalten ist dieses Verfahren nach dem heutigen Stand des Wissens nicht geeignet, da sich die Probleme des Essverhaltens nach der Operation oft noch verstärken können. Zwar vermindert sich die Anzahl der objektiven Essanfälle während der ersten zwei Jahre deutlich, und es kommt zu einem Gewichtsverlust. Gleichzeitig steigt aber der psychische Stress, da das Essen vormals zur Gefühlsregulation eingesetzt wurde. Nach ein bis zwei Jahren steigt das Gewicht von Betroffenen häufig wieder, was sie dann durch Diäten und starkes Einschränken beim Essen kompensieren. Die Anfälligkeit dafür, erneut in den Kreislauf der Essanfälle zu gelangen, ist groß.

Seelische Begleiterkrankungen

Die psychischen Folgen durch die Essanfälle sind gravierend, denn der Kontrollverlust während der Essanfälle löst auf Dauer ein Ohnmachtsgefühl aus und endet nicht selten in Selbsthass.

Zwei bis drei von zehn Menschen mit Binge-Eating-Verhalten entwickeln im Krankheitsverlauf eine sogenannte affektive Störung. Das sind starke und spürbare Veränderungen der Stimmungslage und des Antriebs. Ein Beispiel für eine Krankheit, die durch affektive Störungen gekennzeichnet ist, ist die Depression. Jeder fünfte Mensch mit Binge-Eating-Verhalten leidet außerdem unter einer Angsterkrankung, wie z.B. sozialer Phobie oder Panikattacken.

Einer von zehn Menschen mit Binge-Eating-Verhalten leidet außerdem an Substanzmissbrauch, am häufigsten ist Alkoholsucht.

Therapie des Binge-Eating-Verhaltens

Um die Erkrankung zu heilen, muss die Ursache im Seelischen aufgedeckt und damit begonnen werden, die inneren Probleme zu bewältigen. Die Therapie anderer psychischer Beschwerden wie z. B. geringes Selbstwertgefühl und ausgeprägte Schamprobleme sollte dabei berücksichtigt werden.

Binge-Eating ist eine schwere Erkrankung, die unbedingt behandelt werden muss. Je frühzeitiger die Erkrankung diagnostiziert und behandelt wird, desto besser sind die Aussichten auf eine deutliche Verbesserung der Symptome oder auf eine Heilung. Zu den Therapiezielen gehören:

- Das Behandeln und Abbauen der Essanfälle und anderer Symptome
- Die Therapie seelischer Begleiterkrankungen, beispielsweise Depression und soziale Angst
- Das Erlernen von Vorbeugemaßnahmen vor einem Rückfall, z. B. durch Vermittlung von Wissen über die Erkrankung
- Bei Bedarf: Behandlung der Adipositas

Die Behandlung des Binge-Eating-Verhaltens kann ambulant, teilstationär in der Tagesklinik oder stationär stattfinden. Entscheidend für die Wahl der Therapieform ist der Schweregrad der Erkrankung und weitere Einflüsse. Eine teilstationäre oder stationäre Behandlung ist dann sinnvoll, wenn die körperlichen und seelischen Begleiterkrankungen so gravierend sind, dass eine ambulante Behandlung nicht möglich ist. Dies ist beispielsweise bei der Abhängigkeit von Rauschdrogen oder Alkohol oder bei einer schweren Depression der Fall. Ein Krankenhausaufenthalt ist außerdem dann sinnvoll, wenn das Körpergewicht so hoch ist, dass eine ambulante oder teilstationäre Behandlung nicht möglich ist. In einigen Fällen sind die körperlichen und seelischen Beschwerden außerdem so stark, dass diese von einem multiprofessionellen Team und in enger Absprache der Maßnahmen im Krankenhaus stattfinden sollte. Dies kann beispielsweise ein stark erhöhter Blutdruck oder Herzrhythmusstörungen zusammen mit Panikattacken sein. Aber auch soziale oder familiäre Einflüsse können für einen Klinikaufenthalt sprechen, etwa wenn sich der betroffene Mensch sozial isoliert hat, es zu Hause ständig Streit gibt oder die benötigte Unterstützung fehlt.

Sich von bestimmten Praktiken verabschieden

Viele Menschen mit Binge-Eating-Verhalten wünschen sich im Rahmen der Behandlung, an Gewicht zu verlieren. Dieser Wunsch ist nachvollziehbar und berechtigt. Es reicht aber nicht aus, dass sie ihr Gewicht „normalisieren". Vielmehr ist es wichtig, von den krankhaften Verhaltensweisen und Praktiken Abschied zu nehmen. Möglicherweise gibt es bestimmte Gegenstände, die während der Essanfälle eine große Rolle spielen. Das können z. B. bestimmte Kleidungsstücke (Fresskleidung) oder ein Gürtel sein. Versuchen Sie, sich von diesen Gegenständen zu verabschieden. Finden die Essanfälle immer abends beim Ansehen einer bestimmten Fernsehserie statt, ist es sinnvoll, das Programm konsequent zu meiden, damit keine Assoziationen geweckt werden.

Das primäre Behandlungsziel ist die Abnahme der Essanfälle. Daher sollte stets im Einzelfall entschieden werden, ob verschiedene Maßnahmen zusammen erfolgen sollten, oder ob ein stufenweises Vorgehen besser geeignet ist. Die wichtigste Maßnahme ist die Psychotherapie. Anschließende Maßnahmen sind medikamentöse Therapien, Ernährungsgespräche und -kurse sowie Bewegung und Sport.

Auslöser erkennen und das Essverhalten ändern

Die häufigste Behandlungsform des Binge-Eating-Verhaltens ist die ambulante Psychotherapie. Am wirksamsten wird das Binge-Eating-Verhalten durch die **kognitive Verhaltenstherapie (KVT)** behandelt. Sie zielt auf die Veränderung erlernter Verhaltensmuster und Denkweisen ab. Voraussetzung für eine erfolgreiche Behandlung ist die Bereitschaft der Betroffenen für eine intensive Auseinandersetzung mit ihren Gefühlen und ihrem Verhalten.

Ebenfalls gut erforscht und wirksam ist die **interpersonelle Psychotherapie (IPT)**. Diese Therapieform zielt darauf ab, neue Lösungen in Konfliktsituationen zu finden und ein anderes Verhalten einzuüben. Die IPT ist eine Kurzzeitbehandlung. Die gesetzlichen Krankenkassen sind (anders als bei der KVT) nicht zur Übernahme der Kosten verpflichtet.

Weniger gut erforscht sind die **tiefenpsychologisch fundierte Psychotherapie** (s. auch Kapitel: Therapie der Bulimie) und die Humanistische

Psychotherapie. In der **Humanistischen Psychotherapie** wird das psychische Wachstum gefördert. Hierzu werden menschliche Ressourcen aktiviert und entfaltet. Die Therapiekosten werden nicht von den Krankenkassen übernommen.

Ausgeführt wird eine Psychotherapie durch ausgebildete Fachkräfte wie psychologische und ärztliche Psychotherapeuten, die sich auf die Behandlung des Binge-Eating-Verhaltens spezialisiert haben.

Medikamentöse Therapie

Für die Behandlung des Binge-Eating-Verhaltens gibt es derzeit keine zugelassenen Medikamente, obwohl es Medikamentenwirkstoffe gibt, die wirksam sein können. Sie führen allerdings zu Nebenwirkungen und sollen daher nur eingesetzt werden, wenn eine Psychotherapie abgelehnt wird oder die Therapie nicht wirksam ist. Eingesetzt werden können:

- Amphetamine wie Lisdexamfetamin: Das Mittel ist eigentlich für die Behandlung von ADHS zugelassen, wird aber im Einzelfall auch bei Binge-Eating verordnet. Lisdexamfetamin beeinflusst das Nervensystem.
- Antidepressiva der zweiten Generation: Es handelt sich um Mittel, die die Wiederaufnahme etwa von Serotonin (oft als Glückshormon bezeichnet) hemmen.
- Antikonvulsiva: Diese Medikamentengruppe wird klassisch zur Behandlung von Krampfanfällen eingesetzt.

Unterstützende Ernährungstherapie bei Binge-Eating

Eine Ernährungstherapie wird bei Binge-Eating als unterstützende Methode eingesetzt, wenn gleichzeitig eine Adipositas besteht, der BMI also 30 oder höher ist. Sie wird zumeist ambulant durchgeführt, seltener auch in Tageskliniken oder im Krankenhaus. Ernährungstherapie wird in Form von Einzelgesprächen oder Gruppenkursen angeboten. In der Regel erfolgen die Maßnahmen in enger Abstimmung mit der behandelnden Ärztin und Psychotherapeutin.

Ernährungstagebuch und -pläne

Wurden mit Hilfe der Psychotherapie erste Fortschritte erzielt, kann die Ernährungstherapie dabei helfen, das Gewicht weiter zu reduzieren, individuelle und flexible Speisepläne zu erstellen sowie Hilfestellung bei der Auswahl von Lebensmitteln zu liefern. Im ersten Gespräch werden Ziele vereinbart, z. B. eine konkrete Gewichtsreduktion, die Verhinderung einer weiteren Gewichtszunahme oder die Einhaltung von regelmäßigen Mahlzeiten.

Ein wichtiges Werkzeug ist das Ernährungstagebuch, das auch bei anderen Essstörungen eingesetzt wird. Durch das Aufschreiben aller Speisen und Getränke wird aufgedeckt, wie viel und wie regelmäßig man isst. Auch geben die Protokolle Aufschluss über die Qualität und die Anzahl der Mahlzeiten. So kann in manchen Fällen z. B. visualisiert werden, dass ein Essanfall vermehrt dann auftritt, wenn längere Zeit nur wenig gegessen wurde oder nach selbstauferlegten Verboten. Ein Ernährungsprotokoll kann auch Rückschlüsse auf die Gefühlslage beim Essen und Trinken geben. In Situationen mit gutem wie negativem Stress tendieren viele Menschen mit Binge-Eating-Verhalten dazu, größere Portionen zu verzehren. Selbstverständlich kann mit Hilfe der Ernährungsprotokolle auch die Nährstoffversorgung berechnet werden, die anschließend als Grundlage für weitere Ernährungsempfehlungen dient.

Weiterführende Maßnahmen sind sehr verschieden. Es hängt von den Bedürfnissen des Betroffenen ab, ob z. B. ein Ernährungsplan erstellt wird oder lediglich einzelne Mahlzeiten verändert werden.

Konditionierung auflösen

Grundsätzlich werden alle Maßnahmen individuell gestaltet. Dementsprechend benötigen einige Erkrankte eher Hilfestellung bei der Mahlzeitengestaltung, andere haben Fragen zu bestimmten Lebensmitteln und wieder andere benötigen Unterstützung bei der Zusammenstellung der Gerichte.

Nicht zuletzt berichten viele darüber, dass ihnen eine gewisse Kontrolle guttut, indem sie in regelmäßigen Abständen Protokoll führen und die Ergebnisse in den Therapiesitzungen besprechen. Wichtig ist dann, dass diese Kontrolle zwanglos erfolgt. In den meisten Fällen entwickeln sich

Essanfälle nicht spontan, sondern über einen längeren Zeitraum. Daher bedarf es auch Geduld und vieler Wiederholungen, bis ein neues Essverhalten verinnerlicht ist. In den Ernährungsgesprächen vermittle ich meinen Patienten, dass ein Rückfall in alte Verhaltensmuster nichts mit Scheitern zu tun hat. Das Verhalten wurde oft über Jahre hinweg praktiziert, und eine Konditionierung ist nicht leicht aufzulösen. Nach einem Essanfall ist es wichtig, sich zu vergegenwärtigen, dass man eine bessere Methode hat und zum neu erlernten Ernährungsverhalten zurückkehrt.

Bei Nichteinhaltung vereinbarter Ziele werden diese üblicherweise zunächst angepasst, und es werden neue Ziele vereinbart. Möglicherweise waren sie zu hochgesteckt. Stellt sich heraus, dass neu vereinbarte Ziele überhaupt nicht erreicht werden, sollte über eine Pause oder über einen Therapiewechsel nachgedacht werden.

Gruppenkurse und angeleitete Selbsthilfe

Sich mit anderen Menschen auszutauschen, Erfahrungen zu teilen und sich gegenseitig zu motivieren, gehört zu den Vorteilen von Gruppenkursen. Die Ziele sind mit denen der Einzeltherapie vergleichbar. Wird der Kurs von einer Fachkraft begleitet, spricht man von angeleiteter Selbsthilfe.

Für die Anmeldung und Teilnahme an einem Gruppenkurs ist es wichtig zu wissen, dass zwei unterschiedliche Angebote vorliegen:
- Präventionskurse zur Vorbeugung und Reduktion von Übergewicht
- Therapeutische Kurse zur Verminderung von starkem Übergewicht (Adipositas)

Präventionskurse richten sich an gesunde Menschen, die ihr Wissen zur Ernährung auffrischen möchten oder abnehmen wollen, aber nicht adipös sind (BMI < 30). Die Behandlung von Ernährungskrankheiten ist therapeutischen Kursen vorbehalten, die wie Präventionskurse finanziell durch die gesetzlichen Krankenkassen unterstützt werden. In Einzelfällen werden die Kosten auch ganz übernommen.

Gruppenkurse haben den Vorteil, dass sie über einen längeren Zeitraum durchgeführt werden können, als dies bei Einzelgesprächen der Fall ist. Denn je nach gesetzlicher Krankenkasse werden pro Jahr nur fünf bis acht Einzelgespräche bei einer zertifizierten Ernährungsfachkraft übernommen oder bezuschusst. Kurse sind meist auf die Dauer von einem halben Jahr oder länger angelegt. Einige Gesundheitszentren bieten zusätzlich zu den Ernährungskursen psychologische Unterstützung und Sportprogramme an. Informationen über Kurse in Ihrer Region erhalten Sie bei Ihrer Krankenkasse.

Komplikationen und Spätfolgen

Wiederkehrende Essanfälle ziehen mit der Zeit körperliche und seelische Spuren nach sich. Die häufigste Erkrankung, die aus dem Binge-Eating-Verhalten hervorgeht, ist die Adipositas und damit ein krankhaft erhöhtes Körpergewicht. Hieraus resultieren weitere Erkrankungen, die zu einer Beeinträchtigung der Gesundheit führen und überwiegend durch eine Überbelastung des Organismus durch das hohe Körpergewicht entstehen, z. B.:

- Herz-Kreislauferkrankungen wie Bluthochdruck, erhöhte Blutfettwerte, Arteriosklerose (Arterienverkalkung): Sie erhöhen die Gefahr für die Entstehung von Herzinfarkt, Schlaganfall und Herzinsuffizienz (Herzschwäche).
- Körperliche Leistungsminderung
- Kurzatmigkeit und Atemschwierigkeiten bei sehr hohem Körpergewicht
- Ödembildung (Wassereinlagerungen in den Geweben)
- Typ-2-Diabetes
- Schäden an der Wirbelsäule, der Bandscheibe und den Gelenken, z. B. am Knie- und Hüftgelenk
- Schlafstörungen

Treten Magersucht, Bulimie und Binge-Eating phasenweise auf, oder sind die Symptome und die körperlichen Zeichen nicht vollständig ausgeprägt, sprechen Mediziner und Psychologen von atypischen Essstörungen oder von „nicht anderweitig spezifizierten Essstörungen" (Eating Disorders Not Otherwise Specified = EDNOS). Die Ursachen, Symptome und Behandlungsformen sind mit denen der Magersucht, der Bulimie oder des Binge-Eating-Verhaltens identisch. Daher werden sie in diesem Kapitel nicht näher aufgeführt. Atypische Essstörungen sind weniger gut erforscht als die drei klassischen Formen. Betroffene berichten außerdem, dass es bis zur Diagnosestellung oft ein sehr langer und nervenaufreibender Weg ist, weil ihre Beschwerden seltener als Krankheit erkannt und Therapien seltener verordnet werden.

Eine atypische Magersucht kann sich zum Beispiel darin äußern, dass die Patientin zwar unter einem erheblichen Gewichtsverlust leidet, aber Symptome wie die Körperschemastörung fehlen. Eine atypische Bulimie kann von Essanfällen mit anschließenden Gegenmaßnahmen ohne Gewichtsverlust und Körperschemastörung gekennzeichnet sein. Atypisches Binge-Eating-Verhalten kann bedeuten, dass die Essanfälle in größeren Abständen stattfinden.

Auch bei den atypischen Essstörungen gilt: Die Psychotherapie ist die Behandlungsform der ersten Wahl. Bei atypischer Bulimie und atypischem Binge-Eating-Verhalten kann zudem die angeleitete Selbsthilfe zur Besserung der Erkrankung beitragen. Der Psychotherapie oder angeleiteten Selbsthilfe können sich weitere unterstützende Therapien anschließen. Die Wahrscheinlichkeit dafür, dass die Erkrankung durch geeignete Therapien eingedämmt werden kann oder sich nicht weiterentwickelt, ist dann vermutlich hoch. Da sich ein gestörtes Essverhalten unbehandelt weiterentwickelt, ist eine Behandlung der Ursachen und Symptome immer sinnvoll.

Tabelle 3: Unterscheidungsmerkmale von Essstörungen im vollen Umfang und atypische Erkrankungen

	Erkrankung im vollen Umfang	Atypische Erkrankung
Magersucht	Starkes Untergewicht (BMI < 17,5), selbst herbeigeführte Gewichtsabnahme, Körperschemastörung, gestörter Hormonhaushalt	Normales Körpergewicht, aber andere Zeichen wie bei Erkrankung im vollen Umfang; Untergewicht bei fehlenden Zeichen wie Körperschemastörung
Bulimie	1 oder mehr Essanfälle/ Woche mit anschließenden Gegenmaßnahmen in einem Zeitraum von 3 Monaten oder länger	< 1 Essanfall mit Gegenmaßnahmen/ Woche und/ oder von begrenzter Dauer (< 3 Monate); regelmäßige Essanfälle mit Gegenmaßnahmen bei normalem Gewicht
Binge-Eating	Mindestens 1 Essanfall/ Woche in einem Zeitraum von 3 Monaten oder länger	< 1 Essanfall/ Woche und/ oder von begrenzter Dauer (< 3 Monate)

Zur Häufigkeit von atypischen Essstörungen bzw. EDNOS ist wenig bekannt. Einzig zum Binge-Eating bzw. zum atypischen Binge-Eating liegen Erkenntnisse vor: Während das vollausgeprägte Binge-Eating-Verhalten rund 2,4 % der Menschen in Deutschland betrifft, erleiden 10–15 % der Menschen in unregelmäßigen Abständen einen Essanfall, der sich durch einen Kontrollverlust beim Essen zeigt. In anderen Fällen werden die Essanfälle aus eigenem Antrieb nach einigen Wochen wiedereingestellt.

Astrid, 27 Jahre, atypische Magersucht

Seit ich denken konnte, war ich zu dick. Und das störte mich. An meinem 22. Geburtstag fasste ich den Entschluss, mein Leben umzukrempeln: Damals wog ich 128,7 Kilo bei einer Körpergröße von 1,72 Metern. Das entsprach einem BMI von 44! Ich bin Erzieherin und konnte meinen Beruf aufgrund meines hohen Körpergewichts zunehmend schlechter ausüben, denn schon nach einem Spaziergang mit den Kindern war ich völlig außer Atem und erschöpft.

Anders als bei früheren Abnehmversuchen war ich fest entschlossen, es diesmal zu schaffen: Ich aß morgens zwei Scheiben belegte Brote, mittags einen Apfel und abends Salat mit fettfreiem Dressing (das mache ich bis heute). Zusätzlich meldete ich mich im Fitnessstudio an und trainierte nach jedem Feierabend für eine Stunde. Dadurch nahm ich Woche für Woche ab. Mein Umfeld bestärkte mich in meinem Handeln, und zum ersten Mal in meinem Leben bekam ich Komplimente dafür, wie toll ich aussehe und für mein Durchhaltevermögen. Als sich nach rund acht Monaten eine Stagnation beim Gewicht einstellte (damals wog ich 88 Kilo), bekam ich Panik.

An manchen Tagen ging das Gewicht sogar wieder hoch, wenngleich auch nur für 100 g. Ich beschloss, noch weniger zu essen und noch mehr Sport zu treiben: Aus den zwei Scheiben Brot am Tag wurde eine. Aus dem Sportpensum von fünf Stunden wöchentlich wurden acht Stunden. Die Maßnahmen griffen, und ich nahm weiter ab. Nach drei Jahren intensiven Ernährungs- und Sportprogramms war ich normalgewichtig. Dennoch empfand ich mich noch immer zu dick, kürzte meine Essensrationen weiter und erhöhte mein Sportpensum. Bei der Arbeit fiel mein Verhalten auf. Nach vielen und augenöffnenden Gesprächen mit meiner Chefin willigte ich ein, eine Psychotherapie durchzuführen. Während der Therapie erkannte ich mein Problem, aber wieder zunehmen wollte ich auch nicht. Hinzukommt, dass ich ja normalgewichtig bin. Unter ein Gewicht von 65 Kilo habe ich es nie geschafft. Am meisten leide ich aber an meiner sozialen Isolation: Ich habe keinen Freund und keine Freunde. Wie auch? Das Essen und der Sport bestimmen mein Leben – zumindest noch. Während der Psychotherapie habe ich zu allem Übel sieben Kilo zugenommen, weil ich mir hin und wieder eine warme Mahlzeit gönne. Aber um ehrlich zu sein, ekle ich mich vor mir selber. Ich finde mich zu dick und möchte wieder abnehmen.

Nachtessen: Das Night-Eating-Syndrom

Menschen, die nach dem Abendessen oder nachts mindestens zweimal pro Woche bis zur Hälfte ihres täglichen Nahrungs- und Kalorienbedarfs verzehren, sind vom sogenannten Night-Eating-Syndrom (NES) betroffen. Beträgt der tägliche Energiebedarf eines Mannes beispielsweise 2400 kcal, wird er also bis zu 1200 kcal spätabends oder nachts nach dem Erwachen essen. Diese Kalorienmenge ist z. B. in einer Pizza, in 2,5 Tafeln Schokolade oder in 330 g Gouda-Käse enthalten.

Anders als beim Binge-Eating nehmen „Nachtesser" während einer Essattacke üblicherweise keine extrem großen Nahrungsmengen von bis zu 5000 kcal zu sich. Auch sind die Gründe für das Essen meist andere: Menschen mit Binge-Eating-Verhalten erleiden einen Essanfall oft nach Konfliktsituationen oder Stress, Menschen mit NES sind hingegen häufig der Überzeugung, dass sie ohne zu essen nicht schlafen können. Auch die Unzufriedenheit mit der Figur ist bei Menschen mit NES weniger ausgeprägt als bei Menschen mit Binge-Eating-Verhalten.

Das NES geht oft mit Depressionen und einer verringerten Lebensqualität Hand in Hand. Es ist ein medizinisch anerkanntes Krankheitsbild.

Häufigkeit und Ursachen

Untersuchungen in verschiedenen europäischen Ländern deuten darauf hin, dass etwa 1–8 % der Bevölkerung vom NES betroffen sind, bei den Menschen mit Adipositas sind es vermutlich sogar 6–16 %. Es zeigte sich außerdem, dass Typ-2-Diabetiker besonders häufig vom NES betroffen sind. Der Grund kann z. B. ein schlecht eingestellter Diabetes sein, der mit nächtlichen Unterzuckerungen einhergeht. In diesem Fall muss der Diabetes ärztlich behandelt werden. Aber auch ein erhöhter Blutzuckerspiegel durch den Verzehr zuckerreicher Lebensmittel kann einen verschobenen Rhythmus begünstigen. Hinzukommt, dass auch das körpereigene Stresshormon Cortisol den Blutzuckerspiegel anheben kann. Wer viel Stress hat, ist demnach anfälliger dafür, dass der Schlaf-Essensrhythmus aus dem Takt gerät.

Auch das Hormon Melatonin ist am Tag-Nachtrhythmus beteiligt. Das menschliche Gehirn bildet es überwiegend abends und nachts, um den Schlaf zu fördern. Ist zu wenig Melatonin vorhanden, findet der Mensch schlecht in den Schlaf.

Untersuchungen mit NES-Betroffenen zeigten, dass sie zwar einen normalen Schlafrhythmus haben, aber tagsüber nicht regelmäßig und zu den üblichen Zeiten essen. Unregelmäßige Mahlzeiten sind für die Schlafhygiene nicht förderlich, denn dadurch können innere Konflikte zwischen dem Bedürfnis nach Schlaf und dem Wunsch nach Essen entstehen. Demensprechend können ein gesunder Schlafrhythmus und regelmäßige Mahlzeiten über den Tag verteilt dazu beitragen, dass die Rhythmen zwischen Essen und Schlafen „im Takt" bleiben.

Schließlich beeinflusst auch Serotonin, das Glückshormon, neben der Stimmung und dem Antrieb den Appetit, die Bewusstseinslage und den Schlaf-Wachrhythmus. Manche Wissenschaftler gehen davon aus, dass eine beschleunigte Serotonin-Wiederaufnahme im Gehirn durch genetische Veranlagungen sowie Stress den Schlaf-Essensrhythmus stören und so das Sättigungsgefühl generell eindämmen. Als Folge steigt das Risiko für die Entstehung eines NES.

Weitere Gründe, die Verschiebungen des Schlaf-Essensrhythmus und somit das Night-Eating-Syndrom begünstigen können:

- Die seelische Ausgeglichenheit: Aufregung und Sorgen können dazu beitragen, dass die Mahlzeitenstruktur und das Hunger- und Sättigungsgefühl tagsüber beeinträchtigt werden. Stattdessen werden dann spätabends oder nachts große Nahrungsmengen gegessen, was nach und nach zu einer Gewohnheit wird und so den gesunden Rhythmus zwischen erholsamem Schlaf und gesundem Essen stört.

- Die Nahrungszusammensetzung: Die Lebensmittelauswahl hat einen großen Einfluss auf die Regulation von Hunger und Sättigung sowie auf die Bildung von Sättigungshormonen. Der Verzehr zuckerreicher

Lebensmittel (vor allem vor dem Schlafengehen) und Schwankungen im Blutzuckerspiegel sowie Mahlzeiten, die keine langfristige Sättigung erzeugen (z. B. zu kleine Portionen), können dazu beitragen, dass man nachts aufwacht und Appetit oder Hunger verspürt. Mit der Zeit kann sich hieraus eine Gewohnheit entwickeln.

■ Hormonelles Ungleichgewicht: Insulin, Leptin und Ghrelin beeinflussen das Hunger- und Sättigungsgefühl. Liegt ein Ungleichgewicht vor, kann nächtlicher Hunger oder Appetit entstehen.

■ Die Schilddrüsengesundheit: Schilddrüsenhormone regeln über ihre Wirkung auf den Stoffwechsel auch den Schlaf mit. Bei einer Schilddrüsenüberfunktion läuft der Stoffwechsel auf Hochtouren, und Betroffene finden schlechter in den Schlaf oder schlafen weniger gut durch. Eine Überfunktion der Schilddrüse kann also eine Dysbalance des Schlafrhythmus begünstigen. Wer nachts oft aufwacht, Hunger hat und sich auch tagsüber oft kribbelig fühlt, vermehrt schwitzt, einen schnellen Pulsschlag und häufigen Stuhlgang hat, sollte die Gesundheit der Schilddrüse überprüfen lassen.

■ Das Körpergewicht: Menschen mit Adipositas neigen vermehrt zu Schlafstörungen, da das Gewicht die Atemwege belastet. Dadurch wird ein häufigeres nächtliches Aufwachen begünstigt. Hinzukommt, dass bei manchen Betroffenen das Gleichgewicht von Hormonen, die Hunger und Sättigung beeinflussen, gestört ist. In der Kombination mit diesem Ungleichgewicht ist das Körperwicht ein begünstigender Faktor für Hunger (oder Heißhunger) am Abend und in der Nacht.

Grundsätzlich ist es für einen gesunden Schlaf förderlich, vor dem Zubettgehen eher kleine Mahlzeiten zu sich zu nehmen. Wer aber nach einem ausgiebigen Abendessen besser durchschlafen kann, sollte am Abendessen festhalten – egal, was viele Ernährungskonzepte seit langem vorsehen. Das spätabendliche oder nächtliche Essen großer Mengen belastet Ihren Stoffwechsel, Ihren Schlaf-Essensrhythmus, Ihre Schlafqualität, Ihre Gemütslage und Ihre Leistungsfähigkeit vermutlich deutlich mehr als ein ausgiebiges Abendessen um 20 Uhr.

Die Therapie des Night-Eating-Syndroms

Die Therapie des Night-Eating-Syndroms zielt in erster Linie darauf ab, den Tag-Nachtrhythmus beim Essverhalten zu normalisieren und somit nächtliche Essattacken einzudämmen oder zum Stillstand zu bringen.

Die Behandlung findet üblicherweise ambulant statt. Je nach Schwere des Syndroms und Leidensdruck stehen verschiedene Maßnahmen zur Verfügung. Die folgenden drei Verfahren können auch miteinander kombiniert werden:

Die **Kognitive Verhaltenstherapie (KVT)** zielt auf den Umgang mit der Belastung in der Gegenwart ab. Hierzu erlernen NES-Betroffene bestimmte Techniken, um das belastende und gestörte Essverhalten zu überwinden.

Menschen mit NES können von **Entspannungstechniken** wie der Progressiven Muskelentspannung schon nach kurzer Zeit profitieren, wenn das nächtliche Essen eine Folge hoher Stressbelastung ist. Man weiß, dass schon eine systematische und strukturierte Vermittlung von Wissen über die Essstörung dazu beitragen kann, dass die Symptome nachlassen und das nächtliche Essen eingestellt wird. Bessere Erfolge lassen sich noch erzielen, wenn die Aufklärung in Kombination mit Muskelentspannung erfolgt: In einer dreiwöchigen Untersuchung nahm das nächtliche Essen der Studienteilnehmer um 30 % ab.

Tritt das NES in Kombination mit Depression auf, hat sich eine Lichttherapie als wirksam erwiesen. Bei der Lichttherapie werden spezielle Therapielampen eingesetzt. Bei NES mit Depression haben sich Lampen mit 10 000 Lux als hilfreich erwiesen, wenn eine Lichtbehandlung 14 Tage lang regelmäßig am Morgen erfolgte.

Medikamentöse Therapie

In der medikamentösen Behandlung vom NES können sogenannte Selektive Serotonin-Wiederaufnahmehemmer (SSRI) zu einer Verbesserung der Symptome führen. SSRI mit Wirkstoffen wie Sertralin und Escitalopram vermindern die Wiederaufnahme des Hormons Serotonin, nachdem es ausgeschüttet wurde. Serotonin beeinflusst neben der Stimmung auch das Hungergefühl und den Schlaf-Wachrhythmus.

Unterstützende Ernährungstherapie beim Night-Eating-Syndrom

Die Ernährungstherapie zielt auf eine langfristige Veränderung des Ernährungsverhaltens ab. Die jeweiligen Maßnahmen richten sich dabei an die Bedürfnisse, Wünsche und persönlichen Ziele von NES-Betroffenen.

Oft liegt der Fokus auf einer Gewichtsreduktion. Dann stehen Maßnahmen wie die Überprüfung der täglichen Ernährung durch ein Ernährungstagebuch und eine anschließende gemeinsame Erarbeitung von Veränderungen im Ernährungsalltag im Vordergrund. Ziel ist eine langfristige, kontinuierliche Reduktion des Körpergewichts bei gleichzeitiger flexibler Kontrolle. Verbote werden nicht aufgestellt. Auch auf die Durchführung von Diäten und starre Ernährungskonzepte wird verzichtet: Sie können die Unsicherheit im Umgang mit dem ohnehin schon belastenden Essverhalten noch verstärken.

Möhren statt Schokolade?

Stellen Sie sich vor, dass Sie Appetit auf Schokolade haben. Da Sie abnehmen möchten, sagen Sie sich, dass es besser ist, Möhren zu knabbern, statt Schokolade zu naschen.

In vielen Fällen denken Menschen aber weiterhin an die Schokolade – vielleicht geht es auch Ihnen so. Sie essen dann erst die Möhren und anschließend die Schokolade. Nicht selten fühlen sie sich danach schlecht und haben das Gefühl, versagt zu haben. Wenn das der Fall ist, wäre ein flexibler Umgang mit der Schokolade besser geeignet: Lassen Sie ein Stück der Süßigkeit auf der Zunge zergehen und genießen ganz bewusst den Geschmack und das Mundgefühl. Vielleicht genießen Sie anschließend sogar noch ein paar Stücke Schokolade. Ihr Appetit auf die Süßigkeit wird dann nachlassen. Wichtig ist, dass Sie die Schokolade ohne schlechtes Gewissen genießen, aber ihre Gedanken und Gefühle beim Schokoladengenuss überprüfen: Wenn Ihr Schokoladen-Appetit versiegt, hören Sie auf zu essen. So vermeiden Sie einen Kontrollverlust beim Essen, und Ihr Speiseplan bleibt gleichzeitig flexibel.

Lebensmittel haben je nach Zusammensetzung unterschiedliche Wirkungen auf Hunger- und Sättigungsgefühle, auf den Blutzuckerspiegel und das Wohlbefinden. Schulungen zum Bedarf und zur Qualität von Nährstoffen wie Eiweiß, Fett, Kohlenhydrate und Ballaststoffe spielen in der Ernährungstherapie eine wichtige Rolle. Das Wissen soll dazu dienen, Unsicherheiten bei der Lebensmittelauswahl zu beseitigen und so die persönlichen Kompetenzen zu fördern. Zudem sollen Betroffene in der Ernährungsberatung erkennen, welche Lebensmittel ihnen guttun und für ein langanhaltendes Sättigungsgefühl sorgen. Viele Menschen, die spätabends oder nachts essen, gehen davon aus, dass der allabendliche (Heiß-)Hunger durch falsche Ernährung am Tag ausgelöst wird. Es geht also darum, die Lebensmittelauswahl so zu gestalten, dass mehr Gerichte auf dem Speiseplan stehen, die lange satt machen. Eine langfristige Veränderung im Ernährungsverhalten gelingt am besten, wenn auch die individuellen Vorlieben der Betroffenen und die der Familie berücksichtigt werden.

Karl, 45 Jahre, Nachtesser

Seit fast einem Jahr wache ich nahezu jede Nacht auf und kann nicht mehr einschlafen, bis ich etwas gegessen habe, am liebsten Schoko-Muffins. Oft esse ich dann drei bis fünf Stück davon. Tagsüber schaffe ich es öfters, mir den Kuchen zu verkneifen, aber nicht immer. Gerade an stressreichen Tagen ist mir nach Feierabend oft danach, einen Schoko-Muffin zu essen. Danach plagt mich mein schlechtes Gewissen.

Da ich durch das nächtliche Essen und die Muffins übergewichtig geworden bin, möchte ich abnehmen und will am liebsten gar keine Muffins mehr essen. Aber dennoch kaufe ich sie …

Eine Ernährungstherapie habe ich gemacht, da mir mein Hausarzt dazu geraten hat, meine Lebensmittel mal unter die Lupe zu nehmen und mir einen Ernährungsplan aufstellen zu lassen. Auch meine Psychotherapeutin fand die Idee gut.

Nachdem ich eine Woche lang alles ganz genau aufgeschrieben habe, was auf meinem Speiseplan stand, war ich überrascht, dass die Ernährungstherapeutin mir sagte, dass die Grundlage meiner Ernährung gut sei. Sie vermutete, dass ich tagsüber zu wenig essen würde und dies ein Grund dafür ist, dass ich nachts aufwache und Heißhunger habe. Zusammen stellten wir einen Ernährungsplan auf, an dem meine Frau auch mitwirkte, die sich wie ich wünschte, dass das nächtliche Essen aufhört und ich wieder zuversichtlicher und zufriedener werde.

Ab sofort fiel das Abendessen deutlich umfangreicher aus als zuvor: Fortan aßen wir pro Person jeden Abend mindestens 300 g Gemüse mit Soße und Fisch oder Fleisch als „Beilage" sowie ein bisschen Baguette, Reis oder Kartoffeln. Durch das veränderte Abendessen bin ich nun jeden Abend satt. Vormals habe ich nur eine Kleinigkeit, z. B. einen Joghurt, gegessen oder gar nichts. Indem ich mir abends erlaube, etwas zu essen und mich sogar sattesse, gehe ich mit einem besseren Gefühl schlafen.

Meine größte Überraschung war allerdings, dass die Schoko-Muffins auf meinem Speiseplan blieben – allerdings mit Veränderungen: Nach der Arbeit esse ich einen Muffin, wenn mir danach ist – nicht zwischendurch im Auto oder heimlich, sondern am Tisch, und ich trinke eine Tasse Tee dazu.

Am meisten hat mir geholfen, dass ich verstanden habe, dass ich keine Fehler beim Essen mache und ich kein schlechtes Gewissen durch meinen Appetit auf Süßes haben muss. Es gelingt mir jetzt sogar manchmal durchzuschlafen. Wenn ich nachts aufwache und Heißhunger auf Muffins habe, reicht es mir, wenn ich einen, höchstens zwei davon esse. Inzwischen habe ich auch abgenommen: fünf Kilo in sechs Monaten, Tendenz sinkend.

Ernährungspläne sind meiner Erfahrung nach für die meisten NES-Betroffenen unnötig oder ungeeignet. Viele Betroffene sind ohnehin schon mit einem Kontrolldruck konfrontiert, und ein Ernährungsplan kann diesen Druck noch verstärken. Wünscht sich ein NES-Betroffener besonders zu Beginn der Ernährungstherapie einen solchen Plan, dann sollte er die Regeln der gesunden, bedarfsgerechten Ernährung abdecken und so viel Flexibilität wie möglich beinhalten, indem zum Beispiel Zeiträume statt Zeitpunkte für die Mahlzeiten vereinbart werden.

Ernährungsberatung versus Ernährungstherapie
Eine Ernährungsberatung ist an gesunde Menschen gerichtet. Viele Gruppenkonzepte und Präventionskurse zielen auf die Ernährung von Menschen ohne Essstörungen ab. Bei NES-Betroffenen ist eine individuelle Unterstützung notwendig, da es sich um spezifische Probleme handelt, die individuelle Maßnahmen erfordern. Hierfür ist es sinnvoll, von einer Ernährungstherapeutin begleitet zu werden, die auf Essstörungen wie das NES spezialisiert ist.

Gegensteuern: Das Purging-Verhalten

Von Purging-Verhalten ist die Rede, wenn Menschen das Gefühl haben, einen Essanfall zu erleiden und anschließend Gegenmaßnahmen einleiten, indem sie beispielsweise erbrechen oder Abführmittel einnehmen. Da es sich um ein zielgerichtetes Verhalten handelt, sprechen Fachleute auch von einer Purging-Störung. Schätzungsweise 0,3–0,4 % der Menschen sind von einer Purging-Störung betroffen.

Ein wesentlicher Unterschied zwischen dem Purging-Verhalten und der Bulimie besteht darin, dass Purging-Betroffene entgegen ihrer Empfindung nur eine geringe Nahrungs- und Kalorienmenge aufnehmen, während Menschen mit Bulimie in einem unkontrollierten Essanfall große Mengen essen können. So kann von Menschen mit einem Purging-Verhalten das Essen von einer Portion Salat mit Käse als übergroße Menge wahrgenommen oder der Verzehr von einer halben Tafel Schokolade als Essanfall empfunden werden. Purging-Betroffene sind meist normalgewichtig oder leicht untergewichtig. Über die Häufigkeit einer Körperschemastörung liegen im Zusammenhang mit Purging-Verhalten keine Daten vor.

Die Purging-Störung ist ein anerkanntes Krankheitssyndrom. Ärztliche oder psychotherapeutische Hilfe ist dringend anzuraten, da die Erkrankung gravierende gesundheitliche Folgen haben kann.

Purge – „sich säubern"

Purge bedeutet „spülen" oder „säubern". Mit Purging-Verhalten sind Maßnahmen gemeint, die das Körpergewicht verringern oder verhindern sollen, dass die Nahrung ganz oder teilweise vom Körper aufgenommen wird.

Das Purging-Verhalten wird im engeren Sinne als „abführendes Handeln" verstanden. In einem weiter gefassten Rahmen kommen zusätzliche Gegenmaßnahmen in Frage, wie sie auch im Zusammenhang mit der Bulimie bekannt sind. Zu den häufigsten gehören:

- Selbstherbeigeführtes Erbrechen
- Pflanzliche oder synthetische Abführmittel
- Pflanzliche oder synthetische Entwässerungsmittel
- Einsatz von Schilddrüsenhormonen mit dem Ziel, den Grundumsatz und damit den Kalorienverbrauch zu steigern
- Exzessives Sporttreiben zur Steigerung des Kalorienverbrauchs
- Hitze- oder Kälteanwendungen, um den Kalorienverbrauch zu steigern, z. B. Sauna oder absichtliches Frieren
- Insulin-Purging: Beim Insulin-Purging oder „Erbrechen über die Niere" reduzieren Diabetiker die notwendige Insulindosis. Der niedrige Insulinspiegel führt zu einem erhöhten Blutzuckerspiegel, sodass die Nieren den Zucker einschließlich der Kalorien über den Urin ausschwemmen müssen. Dadurch verlieren Betroffene zwar an Gewicht, aber gleichzeitig werden die Blutgefäße und die Nerven geschädigt.

Zu den Ursachen des Purging-Verhaltens weiß man nicht viel. Auffällig ist, wie bei vielen Essstörungen, eine Fixierung auf das Körpergewicht und das Schlankheitsideal. Zudem leiden betroffene Menschen oft unter einem geringen Selbstwertgefühl.

Abgrenzung und Parallelen

Zwischen den Symptomen des Purging-Verhaltens, der Bulimie und der Magersucht gibt es zahlreiche Parallelen und Überschneidungen.

Tabelle 4: Parallelen und Abgrenzungsmerkmale zwischen Bulimie bzw. Magersucht und Purging

Bulimie	Purging-Verhalten
– Objektiver Essanfall mit Kontrollverlust – Durchführung von Gegenmaßnahmen	– Subjektiv empfundener Essanfall – Durchführung von Gegenmaßnahmen

Magersucht	Purging-Verhalten
– Untergewicht (BMI < 17,5 oder BMI-Perzentile < 10) – Körperbildstörung – Bei Magersucht vom Purging-Typ: Gegenmaßnahmen	– BMI > 17,5 bzw. BMI-Perzentile > 10 – Keine Körperbildstörung – Durchführung von Gegenmaßnahmen

Therapie des Purging-Verhaltens

Da die Erkrankung sehr selten auftritt, liegen aktuell über die Chancen und Grenzen der Behandlung des Purging-Verhaltens nur wenige Informationen vor. Vielleicht wird sie aber auch zu selten preisgegeben oder als Erkrankung erkannt. Für die Therapie gibt es klare Ziele:

- Verringerung oder Einstellen der gegensteuernden Maßnahmen
- Normalisierung des Essverhaltens und der zusätzlichen Symptome einer Essstörung
- Erreichen und Halten von Normalgewicht

Zu den wichtigsten Säulen in der Behandlung des Purging-Verhaltens gehören psychotherapeutische Einzel- und Gruppentherapien, um das Selbstbewusstsein und die Stimmung zu verbessern sowie den Umgang mit zwischenmenschlichen Problemen zu erlernen: Es passiert nicht selten, dass ein Streit oder ein Konflikt zu einem Purging-Anfall führt.

Unterstützende Ernährungstherapie

Auch ernährungstherapeutische Gespräche und Hilfestellungen bei der Ernährungsumstellung sind Behandlungsansätze beim Purging-Verhalten. Mit Hilfe von individuell zugeschnittenen Ernährungsplänen können eine ausreichende Nährstoffversorgung sichergestellt und die Angst vor einer Gewichtszunahme reduziert werden. Zudem tragen zielgerichtete Informationen über Stoffwechselprozesse und die Qualität von Lebensmitteln bei vielen Betroffenen zum Angstabbau bei und können so den Behandlungserfolg unterstützen.

Wichtig sind vor allem Informationen, die die Angst vor einer Gewichtszunahme durch den Verzehr bestimmter Lebensmittel abbauen. So gibt es schnell und langsam verwertbare Kohlenhydrate. Kohlenhydrate, die schnell in den Blutkreislauf übergehen, sind z. B. im Zucker. Diese Kohlenhydrate sollten nur in kleinen Mengen gegessen werden, da sie u. a. den Blutzuckerspiegel schnell ansteigen lassen und keinen Sättigungseffekt ausüben. Langsam wirksame Kohlenhydrate kommen z. B. in Vollkornprodukten vor. Sie beeinflussen den Blutzuckerspiegel weniger stark, fördern ein langanhaltendes Sättigungsgefühl und tragen außerdem zur Regulation der Verdauung bei.

Der glykämische Index

Wie schnell Kohlenhydrate verwertet werden, sagt der sogenannte glykämische Index (GI) aus. Er verdeutlicht die blutzuckererhöhende Wirkung von kohlenhydrathaltigen Lebensmitten in Prozent im Verhältnis zur gleichen Menge reinem Traubenzucker (Glucose), der auf einen GI von 100 % festgelegt ist. Beträgt der GI mehr als 70, gilt er als hoch.

Beispiele für Lebensmittel mit einem hohen GI von über 70 sind weißer Reis, Pommes Frites und Weißbrot. Lebensmittel mit einem mittleren GI (55–70) sind z. B. Basmatireis und Haferflocken. Einen niedrigen GI (< 55) haben z. B. Vollkornprodukte und Hülsenfrüchte.

Essen, was keine Nahrung ist: Pica

Essen Kinder oder Erwachsene Substanzen, die ungenießbar sind, ist vom Pica-Syndrom die Rede. Das können zum Beispiel Erde und Lehm, Fäkalien, Holz und Papier, Kreide, Farbe und Eiswürfel oder gefrorener Schnee sein. Pica-Betroffene haben üblicherweise keine Abneigung gegenüber Nahrungsmitteln, essen aber mindestens einmal monatlich Ungenießbares. Pica ist, wie eingangs erwähnt, die Elster, und Elstern sind bekanntlich gierige Vögel, die nicht wählerisch sind, was die Auswahl ihrer Nahrung betrifft.

Abgrenzung von anderen Essstörungen und Erkrankungen

Abzugrenzen ist das Pica-Syndrom von anderen Essstörungen und psychischen Erkrankungen. Zu diesen zählen z. B. :

- Verzehr von Eis oder Erde bei Magersucht, Bulimie oder Binge-Eating-Syndrom zur Vermeidung einer Gewichtszunahme
- Primäre Vermeidung oder Einschränkung von Nahrungsaufnahme, aber ein Wunsch nach dem Mundgefühl, dem Geruch oder dem Geschmack einer Substanz; man spricht dann von einer „Essstörung mit Vermeidung oder Einschränkung der Nahrungsaufnahme" (siehe eigenes Kapitel weiter unten).
- Verzehr von potenziell gefährlichen Substanzen wie Holzsplittern oder Nägeln, um sich zu verletzen
- Verzehr von Nichtessbarem bei Halluzinationen und Wahnvorstellungen oder zur Vortäuschung einer Erkrankung

Zu erwähnen ist noch, dass es Naturvölker gibt, die kulturell oder religiös bedingt z. B. bestimmte Erdsorten essen. Auch hier ist nicht von Pica die Rede.

Schließlich muss man das Pica-Syndrom vom Picazismus abgrenzen, der das ungewöhnliche Ernährungsverhalten von Schwangeren (z. B. den starken Appetit nach sauren Gurken) bezeichnet.

Eine Erkrankung im Kindesalter

Das Pica-Syndrom ist eine seltene Erkrankung. Sie tritt zumeist im Kindesalter auf, kann aber auch bei Erwachsenen vorkommen. In manchen Fällen vergeht das gestörte Essverhalten mit der Zeit von allein.

Kinderärzte und Psychologen vergeben die Diagnose nicht vor dem zweiten Lebensjahr, denn im Kleinkindalter ist es normal, Substanzen aus Neugier in den Mund zu stecken. Im Unterschied zum „Ausprobieren" von Stoffen, die nicht essbar sind, ist das Pica-Syndrom im Kindesalter dadurch gekennzeichnet, dass es der jeweiligen Entwicklungsstufe nicht angemessen ist und wiederholt auftritt.

Eine verringerte Intelligenz, erlerntes Fehlverhalten, seelische Belastungen im zwischenmenschlichen Kontext und Störungen der Mutter-Kindbindung gelten als Risikofaktoren für das Auftreten von Pica im Kindesalter. Eine reizarme Umgebung, in der sich die Kinder langweilen, kann das Verhalten noch verstärken. Eine intakte Mutter-Kindbeziehung und das Gewöhnen an die Aufnahme von Lebensmitteln, ausreichende geistige Aktivität, Spiele und Beschäftigungen tragen zur Risikominimierung bei. Für Kinder mit Verzögerungen in ihrer Entwicklung oder bei geistigen Behinderungen ist möglicherweise eine sonderpädagogische Betreuung empfehlenswert.

Die Therapie des Pica-Syndroms

Das Ziel der Behandlung von Pica ist die Verringerung oder das Einstellen des Verzehrs nichtessbarer Substanzen.

Die Verhaltenstherapie ist die Therapieform der ersten Wahl. Menschen mit Pica lernen während der Behandlung, sich von ihrem krankhaften Essverhalten zu verabschieden und stattdessen zu echten Lebensmitteln zu greifen. Wichtig ist, dass die neu gelernten Verhaltensweisen den Betroffenen guttun. Die Durchführung einer Verhaltenstherapie ist vor allem dann sinnvoll, wenn das Pica-Essverhalten über mehrere Jahre besteht und zwanghafte Züge hat.

Unterstützende Ernährungstherapie beim Pica-Syndrom

Durch das gestörte Essverhalten kann es bei Menschen mit Pica-Syndrom zu einem Nährstoffmangel kommen. Dann ist die Durchführung einer Ernährungstherapie bzw. einer Ernährungsschulung sinnvoll. Sind Kinder vom Pica-Syndrom betroffen, müssen die Eltern bzw. Familien in der Lage und willens sein, die Ernährung anzupassen oder zu verändern. Besteht beispielsweise ein Mangel an Vitaminen und Mineralstoffen, können gezielte Informationen und Hilfestellungen wie die Erstellung von Speiseplänen, Aushändigung von Rezepten, Einkaufstrainings und Unterstützung beim Kochen dazu beitragen, den Mangel zu beheben und das Essverhalten zu normalisieren.

Ist der Mangel sehr stark ausgeprägt oder eine Umsetzung ernährungstherapeutischer Maßnahmen in der Praxis nicht möglich, kann die Ärztin oder der Arzt ein Nahrungsergänzungsmittel oder ein diätetisches Lebensmittel verordnen. Gleiches gilt auch, wenn die Maßnahmen aus der Ernährungstherapie einen längeren Zeitraum, z.B. mehrere Monate, in Anspruch nehmen: Nicht alle Menschen sind dazu in der Lage, Veränderungen in der täglichen Ernährung sofort umzusetzen. Dies gilt für gesunde Menschen ebenso wie für Personen mit psychischen Erkrankungen: Sie brauchen Zeit, um sich an Veränderungen zu gewöhnen.

Wiederhochwürgen von Gegessenem: Die Ruminationsstörung

Würgen Menschen zuvor Gegessenes willentlich wieder hoch, um den Mageninhalt dann erneut zu kauen und zu verschlucken oder auszuspucken, ist von einer Ruminationsstörung die Rede (das lateinische Wort *ruminare* bedeutet wiederkäuen).

Die Ruminationsstörung ist eine seltene Form der Essstörung. Sie kann Menschen jedes Alters betreffen – vom Säugling bis zum Senior.

Der Erkrankung liegen keine körperlichen Ursachen zugrunde, wie z.B. der Rückfluss des Mageninhalts in die Speiseröhre (Reflux). Auch empfinden Betroffene keinen Ekel oder Übelkeit beim Wiederhochwürgen. Allerdings wissen manche Menschen, die von einer Ruminationsstörung betroffen sind, dass ihr Verhalten sozial nicht akzeptabel ist. In Folge versuchen sie, das Heraufwürgen durch Husten oder Hand vor den Mund halten zu verschleiern.

Als belastend wird das eigene Verhalten von den Betroffenen auch deshalb empfunden, weil sie keine Kontrolle über das Wiederhochwürgen haben. Sie vermeiden daher häufig, mit anderen zu essen, oder sie essen nichts, bevor sie sich mit anderen Menschen treffen bzw. vor der Arbeit, was dann zu weiteren Problemen führen kann. Menschen mit einer Ruminationsstörung versuchen zwar in der Regel nicht, weniger Nahrungsenergie zu sich zu nehmen, es besteht aber die Gefahr von Gewichtsverlust und Mangelernährung, wenn die Einschränkung der Nahrungsaufnahme stark ist.

Diagnose und Ursachen der Ruminationsstörung

Würgen Menschen über einen Monat oder länger mehrmals wöchentlich zuvor gegessene Nahrung wieder hoch, diagnostizieren Ärzte eine Ruminationsstörung. Zuvor haben die Ärztin oder der Arzt Magen-Darmerkrankungen wie Reflux oder eine Ausstülpung im Schlund (Zenker-Divertikel) ausgeschlossen. Zudem wurde geprüft, ob Essstörungen wie Magersucht oder Bulimie vorliegen. Zwar kann es bei Magersucht und Bulimie auch zum Hochwürgen und Ausspucken der Nahrung kommen, die zugrundeliegende Erkrankung ist jedoch eine andere: Das Entleeren des Mageninhalts soll dann eine Kalorienaufnahme verhindern.

Zu den auslösenden Ursachen der Ruminationsstörung gibt es mehrere Vermutungen. Es kann sich zum Beispiel um ein kompensatorisches Verhalten handeln, das durch Vernachlässigung und mangelnde Bindung bzw. fehlende Bezugspersonen im Säuglings- und Kindesalter entstanden ist. Auch stark belastende Lebensereignisse wie die Trennung der Eltern oder der Tod eines geliebten Menschen können ursächlich für die Entstehung einer Ruminationsstörung sein.

Kinder und Erwachsene mit intellektuellen Defiziten und neurologischen Entwicklungsstörungen scheinen häufiger betroffen zu sein.

Therapie der Ruminationsstörung

Die Therapie der Ruminationsstörung hat das Ziel, die Häufigkeit des Wiederhochwürgens von Gegessenem zu reduzieren oder das Verhalten ganz abzustellen. Je nach Alter und intellektueller Fähigkeit gibt es unterschiedliche Behandlungsansätze.

Bei Säuglingen und Kleinkindern besteht der Behandlungsansatz darin, dem Kind volle Aufmerksamkeit und Zuneigung zu schenken, wenn es den Rücken zurückkrümmt und mit ruckartigen Bewegungen die Nahrung wiederhochwürgt. Das beruhigende, zugewandte Verhalten kann zu einer Besserung der Symptome führen. Die Ruminationsstörung heilt im Säuglings- und Kleinkindalter oftmals spontan aus.

Jugendlichen und Erwachsenen kann das sogenannte Elektromyografie (EMG)-Biofeedback-Training helfen. Es wird hauptsächlich von Orthopäden und Physiotherapeuten eingesetzt und zielt darauf ab, die Funktion bestimmter Muskeln zu verbessern. Im Falle der Ruminationsstörung sollen durch das Training die Bauchfellatmung und die Muskeln im Bauchraum sowie die Atemwegsmuskeln gestärkt werden. In einer kontrollierten Studie führte das Training zu einer Verminderung des aktiven Wiederhochwürgens um 74 %.

Eine weitere erfolgversprechende Behandlungsmethode ist die Verhaltenstherapie. Grundsätzlich kann die Ruminationsstörung ambulant behandelt werden. Besteht jedoch eine starke medizinische Gefährdung, z. B. durch extremes Untergewicht, kann eine stationäre Behandlung nötig sein.

Unterstützende Ernährungstherapie der Ruminationsstörung

Die Ernährungstherapie bei der Ruminationsstörung zielt darauf ab, dem Gewichtsverlust und der Mangelernährung entgegenzuwirken. Je nach Ernährungsstatus kann zunächst beispielsweise eine hochkalorische Trinknahrung notwendig sein, die mit Vitaminen und Mineralstoffen angereichert ist.

Eine gezielte Ernährungsanalyse kann dabei helfen, Defizite in der Ernährung aufzudecken und zu visualisieren. Schulungen zu nährstoffreichen Lebensmitteln, die Erstellung von Tageskostplänen, Hilfe bei der Auswahl von Lebensmitteln in Supermärkten und das Aushändigen von

Rezepten sind eine Auswahl von Folgemaßnahmen, die dazu beitragen sollen, dass sich der Ernährungszustand verbessert. Die Ernährungstherapie lässt sich gut mit Verfahren wie EMG-Biofeedback kombinieren.

Dem Essen ausweichen: Essstörung mit Vermeidung oder Einschränkung der Nahrungsaufnahme

Verweigern Menschen die Nahrungsaufnahme oder schränken sich stark beim Essen und Trinken ein, dann ist von einer Fütter- und Essstörung die Rede, kurz ARFID. Hinter der Abkürzung verbirgt sich die englischsprachige Krankheitsbezeichnung „Avoidant Restrictive Food Intake Disorder". Sie tritt meist zum ersten Mal im frühen Kindesalter, z. B. während der ersten Lebensmonate, auf und kann dann bis ins hohe Alter andauern.

Im Säuglings- und Kindesalter ist jede Essstörung problematisch, denn über die Zeit können sich schwere gesundheitliche Beeinträchtigungen entwickeln. Sie reichen von einem Gewichtsverlust bzw. starkem Untergewicht, Nährstoffmangel und verlangsamtem Wachstum bis zu einer dauerhaften Abhängigkeit von künstlicher Ernährung oder Nahrungszusätzen.

Hinzukommt, dass das problematische Essverhalten zusammen mit weiteren Erkrankungen einhergehen kann. Hierzu zählen Angst- und Zwangsstörungen sowie Lern- und Entwicklungsstörungen, wie sie auch bei einer Autismus-Spektrum-Störung vorkommen.

Abgrenzung und Parallelen zu anderen Essstörungen

Es gibt zahlreiche Kinder, die sehr wählerisch beim Essen und Trinken sind: Gegessen werden nur bestimmte Lebensmittel mit einer bestimmten Konsistenz oder Anordnung auf dem Teller. Manchmal besteht die Auswahl der Lebensmittel aus nur zehn verschiedenen Speisen und Getränken. In diesem Fall ist nicht von ARFID die Rede. Denn im Gegensatz zu Kindern, die ein sehr wählerisches Essverhalten an den Tag legen, verweigern Kinder mit ARFID das Essen deutlich stärker, wenn sie z. B. die Konsistenz, den Geruch oder die Farbe ablehnen. Zudem geht die Essstörung mit einer Stagnation des Körpergewichts oder einer Gewichtsabnahme einher. Dies ist bei besonders wählerischen Kindern nicht der Fall: Sie mögen zwar nur eine geringe Auswahl an Lebensmitteln, essen diese aber in Mengen, die zu einer normalen Entwicklung beitragen.

Die Essstörung ARFID weist gewisse Gemeinsamkeiten mit der Magersucht auf. Allerdings sorgen sich Magersucht-Betroffene häufig um ihr Körperbild. Das ist bei Menschen mit ARFID in der Regel nicht der Fall. Auch ist die Krankheitsdauer von ARFID-Betroffenen länger, es sind mehr männliche Kinder und Erwachsene betroffen, und die Wahrscheinlichkeit des gleichzeitigen Auftretens einer Angsterkrankung ist erhöht.

Ursachen

Die Gründe für die Entstehung von ARFID sind vielfältig. Zu den wichtigsten gehören z. B.:

- Gehemmtes Bindungsverhalten zu den Eltern und anderen nahestehenden Menschen
- Autismus-Spektrum-Störung, bei der oft ein unflexibles Essverhalten und eine erhöhte Sensibilität der Sinnesorgane besteht
- Extreme Ängste (Phobien) vor dem Erbrechen oder Ersticken nach dem Essen und soziale Ängste wie etwa Angst davor, beim Essen beobachtet zu werden

ARFID-Symptome können auch eine Folge von Zwangsstörungen sein, bei denen Nahrung und Nahrungsaufnahme mit großen Sorgen einhergehen oder das Essverhalten ritualisiert wird. Bei einem Essensritus im Rahmen einer Zwangsstörung verzehren Betroffene etwa genau 15 Erbsen. Es dürfen nicht mehr, aber auch nicht weniger sein.

Auch bei Schizophrenie oder Wahnerkrankungen sind ARFID-Symptome möglich. Menschen, die sich bestimmte medizinische Behandlungen wünschen, können ebenfalls mit Essensvermeidung oder -einschränkung reagieren. In diesem Fall handelt es sich um eine vorgetäuschte Störung.

Körperliche Gründe, die ARFID-Symptome auslösen können

Gerade im Säuglings- und Kleinkindalter ist es oft schwierig, die Gründe für das Essverhalten zu ermitteln. Daher ist es wichtig, dass eine Ärztin oder ein Arzt prüft, ob Magen-Darmerkrankungen, Nahrungsmittelallergien und -unverträglichkeiten oder bösartige Krebserkrankungen die Ursache für die Nahrungsverweigerung sind. Zudem können bestimmte Schädigungen der Nerven Schwierigkeiten beim Füttern erzeugen.

Die Therapie von ARFID

Die Behandlung von ARFID zielt auf die Reduktion oder das Einstellen des problematischen Essverhaltens ab. Zudem sollen medizinische Risiken, vor allem aber das Untergewicht, verringert werden. Als erfolgreich hat sich eine verhaltenstherapeutische Behandlung in Kombination mit einer festgelegten Mahlzeitenstruktur erwiesen. Manche Ärzte ziehen zur unterstützenden Behandlung von ARFID zudem den Medikamentenwirkstoff Cyproheptadin hinzu. Cyproheptadin wurde zur Behandlung von Allergien entwickelt. Wegen seiner appetitanregenden Wirkung kann es zusätzlich die Gewichtszunahme steigern. In einer Studie, an der 127 Kinder teilnahmen, konnte dieser Effekt bestätigt werden.

Unterstützende Ernährungstherapie bei ARFID

Eine ernährungstherapeutische Maßnahme zur Behandlung von ARFID kann z. B. ein schriftlicher Ernährungs- und Ablaufplan der Mahlzeiten sein. Zu Beginn der Maßnahme gibt es für die Betroffenen weiche oder pürierte Lebensmittel, z. B. Weißbrot ohne Rinde, Bananen oder Kartoffelpüree. Zudem kommen pro Mahlzeit nicht mehr als vier verschiedene Lebensmittel auf den Tisch. Greifen die Maßnahmen, dann werden nach und nach zunehmend festere Lebensmittel angeboten, z. B. Apfelstücke, Mischbrot und rohe Möhren. Mit der Zeit stabilisiert sich so das Essverhalten.

In einigen Fällen sind das Körpergewicht so niedrig und der Nährstoffmangel so ausgeprägt, dass vorübergehend eine enterale Ernährung (über eine Magensonde oder mit Trinknahrung) notwendig ist. Durch die enterale Ernährung wird sichergestellt, dass der Betroffene ausreichend mit Nahrungsenergie und Vitalstoffen versorgt wird: In der Behandlung von ARFID dient sie zur Anhebung des Körpergewichts und der Versorgung mit Mikronährstoffen, bzw. der Beseitigung des Nährstoffmangels.

Die enterale Ernährung erfolgt in der Behandlung von ARFID üblicherweise vorübergehend und wird reduziert oder eingestellt, sobald sich der Ernährungszustand positiv entwickelt und stabilisiert. Allerdings gibt es auch ARFID-Betroffene, die zeitlebens auf eine enterale Ernährung angewiesen sind.

Die begleitende naturheilkundliche Therapie von Essstörungen zielt darauf ab, den Genesungsprozess zu erleichtern und die konventionelle Therapie zu begleiten. Naturheilkundliche Verfahren können zum Beispiel dabei helfen, die Körperwahrnehmung und die Achtsamkeit zu fördern: Das Spüren des Körpers kann innere Blockaden abbauen und dazu beitragen, die Krankheit anzunehmen. Krankheitseinsicht ist aber eine wichtige Voraussetzung für eine erfolgreiche Therapie, und auch Selbsthilfe ist eng an Krankheitseinsicht gekoppelt.

Die Naturheilkunde bietet einfache und nebenwirkungsarme Möglichkeiten zur Regulierung und Reaktivierung des Körpers. Sie können konventionelle Therapien wie die Psychotherapie sinnvoll ergänzen und den Patientinnen und Patienten wieder ein Stück Selbstbestimmung zurückgeben.

Neben der Ernährungsberatung liegt mein Interesse bei den Heilpflanzen, die daher einen breiteren Raum einnehmen. Ausgewählten Heilpflanzen habe ich ein eigenes Pflanzenporträt gewidmet. Bei der naturheilkundlichen Begleitung und Selbsthilfe werden im ersten Kapitel Heilpflanzen vorgestellt, die die Verdauung anregen, gegen Völlegefühl, Druckgefühl oder Schmerzen im Bauch sowie Blähungen eingesetzt werden können. Im zweiten Kapitel stelle ich Heilpflanzen und Entspannungsverfahren vor, die bei Unruhe und Stresssymptomen hilfreich sein können. Daran anschließend geht es um den Ausgleich von Mangelzuständen, von denen die meisten Menschen mit Essstörungen früher oder später betroffen sind. In den ersten Kapiteln werden somit allgemeine Maßnahmen vorgestellt, von denen Menschen mit verschiedenen Essstörungen gleichermaßen profitieren. Im letzten Kapitel dieses Teiles geht es dann um spezielle Probleme bei einzelnen Essstörungen, die mit ausgewählten Verfahren gebessert werden können.

An dieser Stelle ist mir ein persönliches Wort wichtig:

Da Sie dieses Buch in den Händen halten, sind Sie sich Ihrer Krankheit wohl bewusst und wollen wieder gesund werden. Mein Wunsch ist es, Sie auf dem Weg der Heilung oder Besserung zu unterstützen. Dieser Weg kann lang sein, aber mit einem konkreten Ziel vor Augen können Sie Ihre Gesundung aktiv fördern. Aus diesem Grund nenne ich Ihnen eine kleine Auswahl von Maßnahmen, die Ihnen dabei helfen können, Ihre Gesundheit während des Genesungsprozesses zu stärken. Bitte gehen Sie mit diesem Wissen verantwortungsvoll um, mildern Sie nicht die Symptome ab und behalten gleichzeitig das einschränkende Essverhalten bei. Die Heilung liegt in Ihnen und beginnt in Ihrem Kopf.

Viele Menschen mit einer Essstörung entwickeln mit der Zeit Verdauungsbeschwerden, und zwar unabhängig davon, ob es sich um Magersucht, Bulimie oder Binge-Eating-Verhalten handelt. Die Beschwerden entstehen, da die Verdauungsorgane wie Magen, Dünndarm, Gallenblase und Bauchspeicheldrüse zu wenige Verdauungssäfte bilden und die Muskulatur träge oder abgebaut wird. Als Folge treten Symptome wie Völlegefühl, Druckgefühl oder Schmerzen im Bauch sowie Blähungen auf. Auch Durchfall oder Verstopfung können Folgen der Verdauungsschwäche sein – allein oder im Wechsel.

Ein häufiges Problem von Menschen mit einem (vormals) gestörten Essverhalten ist der Verlust oder die Einschränkung des natürlichen Hunger- und Sättigungsgefühls, was zu Verunsicherung, einem Vertrauensverlust in die persönliche Körperwahrnehmung und Frustration führen kann. Verschiedene Heilpflanzen können helfen, diese Symptome zu lindern und dazu beitragen, dass sich das natürliche Gefühl für Hunger und Sättigung wiedereinstellt.

Gerade in der Phase, in der die Betroffene wieder Lust am (normalen) Essen entwickelt und sich die Schranken im Kopf öffnen, um ein normales Essverhalten zuzulassen, ist es wichtig, dass keine neuen Hindernisse entstehen. Dann ist eine sanfte Anregung der Verdauung sinnvoll. Tropfen oder Tees aus Heilpflanzen wie Bitterorange, Galgant oder Tausendgüldenkraut sind gut geeignet, um die Verdauung wieder in Schwung zu bringen, indem sie die Bildung von Verdauungssäften ankurbeln.

Das natürliche Hunger- und Sättigungsgefühl wiederherstellen

Menschen, die unter Essstörungen leiden, verlieren mit den Jahren ihr natürliches Hunger- und Sättigungsgefühl. Bitterorange, Galgant, Tausendgüldenkraut und andere verdauungsfördernde Heilpflanzen können bei Appetitlosigkeit eingesetzt werden, ohne ein starkes Hungergefühl auszulösen. Sie aktivieren die Verdauungsorgane, zu denen auch die Speicheldrüsen im Mundraum gehören. Durch den Kontakt mit bitter und würzig schmeckenden Extrakten aus Heilpflanzen und Gewürzen läuft einem im wahrsten Sinne des Wortes „das Wasser im Munde zusammen", und die Verdauung wird angeregt. Die Appetitanregung ist also ein Teil der verdauungsfördernden Eigenschaften dieser Heilpflanzen. Bildlich gesprochen kann man auch sagen, dass sie Magen, Darm, Bauchspeicheldrüse, Leber und Co. aufwecken und dazu beitragen, dass sich die Organe nach getaner Arbeit wieder in einen Ruhemodus begeben. Dadurch werden die Verdauungsorgane auf Dauer entlastet, und es stellt sich ein normales Gefühl von Hunger und Sättigung ein.

Auch der Füllungsgrad des Magens spielt eine wichtige Rolle: Ist er gefüllt, hat man ein natürliches Sättigungsgefühl. Um diesen Prozess zu unterstützen, können Heilpflanzen wie Flohkraut und Lein helfen. Sie enthalten Quellstoffe (Ballaststoffe), die das Volumen des Mageninhalts erhöhen und die Weiterleitung des Speisebreis in den Dünndarm verzögern. Die Erhöhung des Magenvolumens hat den Vorteil, dass das Organ schneller gefüllt ist und in Folge Sättigungshormone ausgeschüttet werden. Die verzögerte Weiterleitung des Mageninhalts in den Dünndarm bewirkt, dass der Magen länger gefüllt bleibt und so das Sättigungsgefühl anhält.

Achtung!
Wichtig bei der Anwendung von magenfüllenden Heilpflanzen ist der achtsame und bewusste Einsatz sowie das Hineinhören in den Körper, um die natürlichen Signale von Hunger und Sättigung wahrzunehmen. Wer sich hingegen z. B. durch Fernsehen ablenkt, verringert dadurch die Erfolgschancen.

Die Verdauungsorgane stärken

Durch die langfristig geringe Nahrungsaufnahme und den Einsatz von Abführmitteln kommt die Verdauung zunehmend zum Erliegen. Abführmittel wie der Wirkstoff Bisacodyl, aber auch Pflanzenstoffe wie Senna und Rizinus, entziehen dem Körper Wasser und schwächen auf Dauer die Verdauung. Hinzukommt, dass sie die Aufnahme bestimmter Mikronährstoffe wie Kalzium in den Körper zusätzlich zu der ohnehin schon geringen Nährstoffaufnahme bei Magersucht und Bulimie vermindern. Um den Darm und die gesunde Verdauung wieder zurück ins Gleichgewicht zu bringen, können die bereits genannten Heilpflanzen Flohkraut und Lein sowie Lebensmittel wie Pflaumen helfen.

Im Folgenden werden die Heilpflanzen zur Anregung der Verdauung genauer beschrieben, eine Auswahl von Präparaten wird am Ende genannt.

Die gereizte Magenschleimhaut stärken

Menschen mit Essstörungen, vor allem mit Bulimie, Purging-Verhalten oder Ruminationsstörung, können über die Zeit Probleme mit einer gereizten Schleimhaut des Magens bekommen. Um diesen unterstützend zum EMG-Biofeedback zu stärken und den Magen zu entlasten, ist das Süßholz gut geeignet. Durch das Wiederhochwürgen des Mageninhalts entsteht ein brennendes Gefühl. Denn dabei steigt auch die Magensäure mit hoch, die zu Verätzungen der Gewebe führen kann. Bei der Ruminationsstörung ist dies häufig der Fall. Aber auch bei Bulimie und dem Purging-Verhalten durch Erbrechen kann die Heilpflanze Linderung verschaffen.

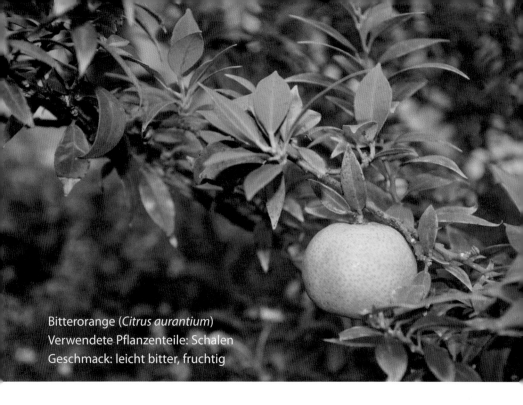

Bitterorange (*Citrus aurantium*)
Verwendete Pflanzenteile: Schalen
Geschmack: leicht bitter, fruchtig

Heilpflanzenporträts

Bitterorangenschalen: Vorbeugung von Bauchschmerzen

Die Bitterorange oder Pomeranze (*Citrus aurantium*) ist eine Zitrusfrucht. Ihre therapeutisch eingesetzten Pflanzenteile sind die Schalen der Frucht, die entsprechend als Bitterorangen- oder Pomeranzenschalen bezeichnet werden. Die Wirksamkeit der Pomeranzenschalen wurde im Jahre 1990 durch das Bundesinstitut für Arzneimittel und Medizinprodukte (BfArM) bestätigt. Eine Überarbeitung der Einschätzung erfolgte seither nicht.

Pomeranzenschalen sind reich an ätherischen Ölen wie Limonen, das den Schalen ihren typischen Orangenduft verleiht. An der Wirksamkeit sind zudem bitter schmeckende Flavonoide beteiligt, z. B. Naringenin und Neohesperidin.

Pomeranzenschalen haben verschiedene Vorteile: Die Extrakte sind für Kinder, Jugendliche und Erwachsene geeignet. Außerdem wird der

Geschmack zwar als leicht bitter empfunden, aber nicht als unangenehm. Der fruchtige Duft trägt ebenfalls zur Beliebtheit der Pomeranzenschalen bei.

Ein Tee mit Pomeranzenschalen wird immer vor einer Mahlzeit getrunken. Die Extrakte beugen so leichten Verdauungsbeschwerden wie Blähbauch, leichtem Bauchweh, Völlegefühl oder Krämpfen vor. Die Flavonoide und die ätherischen Öle regen die Bildung von Enzymen (Verdauungshelfern) und anderen Verdauungssäften wie Gallenflüssigkeit an, sodass die Nahrung leichter aufgespalten und vom Körper verwertet werden kann. Hinzukommt, dass die ätherischen Öle die Durchblutung in den Verdauungsorganen sanft anregen, was die Verträglichkeit der Mahlzeiten weiter erhöht.

Durch den vergleichsweise niedrigen Bitterwert eignen sich Tees oder Tinkturen mit Pomeranzenschalen daher gut zur Vorbeugung von Bauchbeschwerden. Bei bereits bestehenden Symptomen sind Extrakte von anderen Heilpflanzen wie Galgant oder Tausendgüldenkraut besser geeignet.

Teezubereitung aus Pomeranzenschalen

2 g (1 TL) Pomeranzenschalen (Apothekenqualität) mit 150 ml heißem Wasser überbrühen und 10 Minuten zugedeckt ziehen lassen, danach abfiltern. Täglich 2–3 Tassen Tee rund eine halbe Stunde vor den Mahlzeiten trinken. Kinder und Jugendliche von 10–16 Jahren brühen den Tee mit einer geringeren Menge Pomeranzenschalen (pro Aufguss nicht mehr als 1,5–1,8 g) auf. Wassermenge und Ziehzeit verändern sich nicht.

Gegenanzeigen und Wechselwirkungen

Nach der Einnahme von Pomeranzenschalen sind keine unerwünschten Wirkungen bekannt. Bei hellhäutigen Menschen ist aber eine Zunahme der Lichtempfindlichkeit denkbar. Wenn Sie mehr als 6 g Pomeranzenschalen einnehmen, könnte es zu einer reduzierten Wirksamkeit des Arzneimittels Cyclosporin kommen (Medikament zur Unterdrückung des Immunsystems). Schwangere und Stillende sollten vor der Anwendung immer Rücksprache mit der Ärztin/dem Arzt halten.

Tee aus Pomeranzenschalen (Auswahl)

Pomeranzenschalen Caelo®, Pomeranzenschalen Klenk®

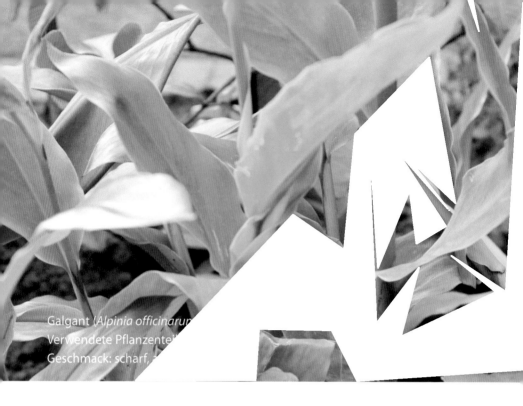

Galgant (*Alpinia officinarum*)
Verwendete Pflanzenteil
Geschmack: scharf,

Galgant: Verbesserung der Nahrungsverträglichkeit

Der Galgant (*Alpinia officinarum*) ist in tropischen Gebieten in Asien zu Hause, z. B. in China, Indien und Taiwan. Von dort aus nahm der Galgant im 8. oder 9. Jahrhundert seinen Weg auf den europäischen Kontinent auf, wo Heilkundige, darunter die heilige Hildegard von Bingen, schnell das Potential der Heil- und Gewürzpflanze erkannten. In der Medizin kommen die Extrakte aus dem Galgantwurzelstock zum Einsatz, in der Küche der vermahlene oder gepulverte Wurzelstock. Er enthält Scharfstoffe, ätherische Öle wie 1,8-Cineol und Flavonoide, z. B. Quercetin- und Kämpferolabkömmlinge.

Der Galgantwurzelstock kann durch sein Scharfstoffgemisch aus verschiedenen Gründen helfen. Es setzt sich aus Diarylheptanoiden und Phenylalkanonen zusammen, die beide antibakteriell wirken. Die Diarylheptanoide haben zudem antientzündliche Eigenschaften und können bei leichten Entzündungen der Verdauungsorgane helfen. Zusätzlich regen die Scharfstoffe zusammen mit den ätherischen Ölen die Verdauung an, und zwar vom Mund über den Magen und die Galle bis in den Darm. Dieser Vorgang läuft reflexartig ab.

Wird z. B. ein Stück Baguette in ein Öl mit Galgant eingetaucht und anschließend darauf gekaut, nimmt man im ersten Moment den würzigen und etwas scharfen Geschmack des Galgantwurzelstocks wahr. Gleichzeitig beginnt das Wasser im Munde zusammenzulaufen, und der Appetit wird sanft angeregt.

Durch diese Eigenschaften ist der Galgantwurzelstock ein pflanzliches Arzneimittel bei Verdauungsbeschwerden und Appetitlosigkeit. Die Verdauungsorgane wie der Magen und der Darm werden auf die Nahrungsaufnahme vorbereitet. In der Folge beginnen sie, Verdauungssäfte zu bilden und die Muskulatur zu aktivieren, sodass das Essen und die Getränke leichter „bearbeitet" und schließlich vom Körper aufgenommen werden. Bauch- und Verdauungsbeschwerden werden dadurch reduziert, oder sie entstehen erst gar nicht.

Teezubereitung aus Galgantwurzelstock

2 g (1 TL) des grob gepulverten Wurzelstocks (Apothekenqualität) mit 150 ml kochendem Wasser überbrühen, 10 Minuten zugedeckt ziehen lassen und abfiltern. Täglich 2–3 Tassen Tee trinken.

Speiseöl mit Galgantwurzelstock (4 Portionen)

2 g grob gepulverten Galgantwurzelstock, ¼ TL Salz, 20 ml Speiseöl (z. B. Oliven- oder Rapsöl) in ein kleines Schälchen geben und verrühren. Am besten sofort verzehren.

Die Mischung schmeckt aromatisch und lecker auf frischem Brot. Kann auch zum Braten von Gemüse oder Fleischgerichten verwendet werden.

Habermus (für 4 Personen)

500 g Dinkelschrot oder Dinkelgrütze in 1200 ml Wasser unter ständigem Rühren 10–20 Minuten weichkochen. In der Zwischenzeit 2 Äpfel schälen, entkernen und würfeln. 1 gestr. TL Galgant, 2 Msp. Bertram, 1 ½ TL Zimt zum Dinkel geben und bei schwacher Hitze

weiter köcheln lassen, bis die Äpfel weich sind. Mit 2 TL Honig verfeinern. Am Ende mit 2 TL gehackten Mandeln und 2 TL Flohsamen bestreuen und heiß servieren.

Das Habermus ist ein bewährtes Frühstücksrezept bei Verdauungsbeschwerden und wurde ursprünglich von Hildegard von Bingen entwickelt.

Gegenanzeigen und Wechselwirkungen

Nach aktuellem Kenntnisstand gibt es keine Nebenwirkungen, Wechselwirkungen oder Gegenanzeigen von Galgantwurzelstock. Allerdings sollten Personen unter 18 Jahren, Schwangere und Stillende vor der Anwendung immer Rücksprache mit dem Arzt/ der Ärztin halten.

Präparate mit Galgantwurzelstock (Auswahl)

- **Tee:** Galgantwurzelstock (lateinisch: *Rhizoma Galangae*) geschnitten/ gepulvert Klenk®, Galgantwurzelstock geschnitten/ gepulvert Caesar & Loretz®
- **Fertigarzneimittel:** Galganttabletten 0,1 Jura®
- **Nahrungsergänzungsmittel (Kombinationspräparate):** Bitterstern® Tinktur, Galgantwurzel Tropfen Hecht Pharma, Fenchel-Galgant Lutschtabletten Aurica®
- **Lebensmittel/ Gewürz:** Jura® Galgantwurzelpulver, Galgantwurzelpulver Aurica®

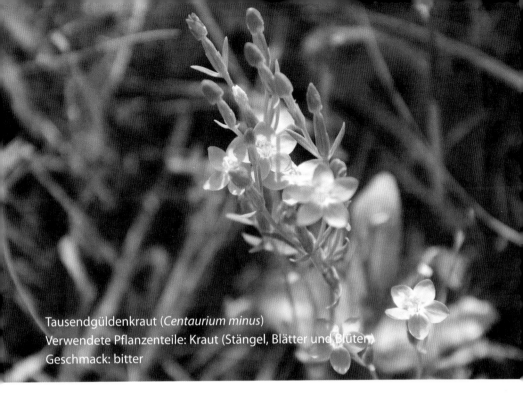

Tausendgüldenkraut (*Centaurium minus*)
Verwendete Pflanzenteile: Kraut (Stängel, Blätter und Blüten)
Geschmack: bitter

Tausendgüldenkraut: Linderung von Blähungen und Krämpfen

Das Tausendgüldenkraut (*Centaurium minus* oder *C. erythraea*) ist eine europäische Heilpflanze, die traditionell bei Verdauungsschwäche eingesetzt wird. Die Extrakte aus dem Kraut verhindern oder lindern die Entstehung von viel Luft im Bauch. Zudem wirken sie entspannungsfördernd auf die verkrampfte Muskulatur im Magen-Darmtrakt.

Wirksame Bestandteile des Tausendgüldenkrauts sind Bitterstoffe aus der Gruppe der Iridoide wie Swertiamarin und Sweroid. Andere Inhaltsstoffe sind harzige Benzoe- bzw. Phenylcarbonsäuren und Flavonoide.

Heilpflanzen mit extrem bitterem Geschmack (z. B. Wermut oder Enzian) haben eine sehr gute verdauungsanregende Wirkung, aber ihre Einnahme bedarf viel Überwindung. Tee und Tropfen mit Auszügen aus Tausendgüldenkraut regen durch die bitter schmeckenden Extrakte zuverlässig die Verdauung an, ohne extrem bitter zu schmecken. Eine regelmäßige Einnahme des Tees aus Tausendgüldenkraut unterstützt und mobilisiert den Darm und andere Organe, sodass sich innerhalb einiger

Wochen eine geregelte Verdauung und ein gutes Bauchgefühl einstellen. Die Wirksamkeit von Tausendgüldenkraut ist stärker als die der Bitterorange: Schmerzt und krampft der Bauch ständig und ist er mit viel Luft gefüllt (nicht nur nach dem Essen), dann kann ein Tee aus dem Kraut helfen. Gleiches gilt bei häufigem Völlegefühl.

Tausendgüldenkraut ist in seiner Wirkung mit der scharf schmeckenden Knolle des Galgant vergleichbar. Es ist Geschmacksache, ob ein bitterer oder scharfer Geschmack bevorzugt wird.

Teezubereitung aus Tausendgüldenkraut

1–2 g (1–2 TL) des getrockneten Krauts (Apothekenqualität) mit 150 ml kochendem Wasser überbrühen, 15 Minuten lang zugedeckt ziehen lassen und danach abfiltern. Täglich 2–4 Tassen Tee 15 Minuten vor einer Mahlzeit trinken.

Tinktur aus Tausendgüldenkraut

Geben Sie 10 g getrocknetes Tausendgüldenkraut (Apothekenqualität) in eine Braunglasflasche und füllen sie mit 100 ml Alkohol (mind. 50 %) auf. Den Ansatz vier Wochen ziehen lassen, täglich schütteln. Danach den Ansatz durch ein Sieb gießen und in die Braunglasflasche abfüllen. Nehmen Sie 1–3-mal täglich 1 TL Tinktur ein.

Tipp! Die Anwendung sollte nach spätestens acht Wochen testweise reduziert werden. Bei Erfolg sollte die Einnahme des Tees oder der Tinktur nur noch bei Bedarf stattfinden

Gegenanzeigen

Tausendgüldenkraut regt die Bildung von Magensaft an. Deshalb darf es nicht bei Geschwüren im Magen und Darm eingenommen werden. Die Europäische Agentur für Arzneimittel (EMA) befürwortet die Anwendung von Tausendgüldenkraut erst ab dem vollendeten 18. Lebensjahr. Dies ist eine Vorsichtsmaßnahme, weil Studien zu den Wirkungen der bitterstoffhaltigen Heilpflanze bei Kindern und Jugendlichen fehlen.

Präparate mit Tausendgüldenkraut (Auswahl)

- **Tee:** Tausendgüldenkraut Bombastus®, Tausendgüldenkraut Caelo®, Tausendgüldenkraut Klenk®
- **Fertigarzneimittel (Kombinationspräparat):** Leber Galle Kräutertropfen N Salus®

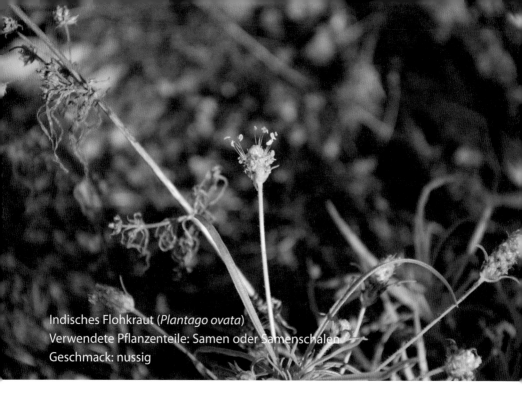

Indisches Flohkraut (*Plantago ovata*)
Verwendete Pflanzenteile: Samen oder Samenschalen
Geschmack: nussig

Flohkraut: Regulierung der Verdauung

Es gibt verschiedene Flohkrautarten: Das Indische Flohkraut (*Plantago ovata*) und der Sand Wegerich (*Plantago arenaria*) sind zwei bekannte Vertreter, die medizinisch wirksam sind. Beide Sorten sind besonders reich an quellfähigen, wasserlöslichen Ballaststoffen. Sie unterscheiden sich hinsichtlich Herkunft und medizinisch verwendeter Pflanzenteile. Das Indische Flohkraut ist in Indien und anderen asiatischen Ländern beheimatet, der Sand Wegerich in Europa. Während vom Indischen Flohkraut sowohl die Samen und die Samenschalen (Husks bzw. Randschichten des Samenkorns) gewonnen werden, lassen sich vom Sand Wegerich die Schalen nicht ablösen, sodass der ganze Same zum Einsatz kommt. Die Samen von beiden Flohkrautsorten vergrößern ihr Volumen in Wasser um das Neun- bis Zehnfache, indem sie aufquellen. Indische Flohsamenschalen haben hingegen eine Quellfähigkeit auf das 40–100-Fache, weshalb sie stärker wirksam sind. Zu beachten ist, dass Milch und Milchprodukte das Quellvermögen der Flohsamen wie der Flohsamenschalen hemmen und so die Wirksamkeit herabsetzen.

Nach einer längeren Zeit unregelmäßiger, geringer oder übergroßer Nahrungsaufnahme kann die Verdauung gestört sein: Es kommt zu Verstopfung, unregelmäßigen Toilettengängen oder Durchfall. Flohsamen und Flohsamenschalen helfen dann auf verschiedene Weise: Durch ihr Quellvermögen erzeugen sie einen erhöhten Füllungsdruck im Darm, sodass die Muskeln im Darm vermehrt aktiviert werden. Die Ringmuskeln des Darms werden durch den Dehnungsreflex stärker angespannt, sodass sich der Darminhalt schneller durch den Dickdarm bewegt und ausgeschieden wird. Gleichzeitig nimmt das Wasserbindungsvermögen des Stuhls durch die Flohsamen und deren Schalen zu. Dies führt einerseits zu einer Zunahme des Stuhlvolumens, andererseits saugen die Wirkstoffe des Flohkrauts die Flüssigkeiten im Darm wie ein Schwamm auf. Dadurch wird ein wässriger Stuhl oder Durchfall abgemildert. Ein Gewöhnungseffekt tritt nicht ein.

Die Wirkungen der Flohsamen und ihrer Schalen ergänzen sich also gegenseitig und lösen so die regulierende Wirkung auf die Verdauung aus. Weiterhin können sie zum (Wieder-)Aufbau des gesunden Mikrobioms beitragen, da sich bestimmte Darmbakterien von den Ballaststoffen ernähren. Sie produzieren antientzündlich wirksame Fettsäuren wie z. B. die Buttersäure und leisten dadurch einen weiteren Beitrag zur Darmgesundheit.

Flohsamen sind als Lebensmittel einsetzbar und können über das Müsli, einen Salat oder Suppen gestreut werden (darauf achten, dass sie milchfrei sind, denn Milch hemmt das Quellvermögen der Wirkstoffe). Bei Flohsamenschalen ist dies kaum möglich, da sie viel Wasser brauchen, um schluckfähig zu werden. Optimalerweise sollten beide Wirkstoffe nicht länger als 1–2 Minuten vorquellen, da ihre Quelleigenschaften sich im Darm entfalten sollen und nicht in einem Getränk oder einer Speise. Bei der Verwendung in Speisen sollten die Flohsamen also umgehend verzehrt werden.

Die Anwendung von Flohsamen ist bei leichten Problemen oder Unregelmäßigkeiten bei der Verdauung gut geeignet. Bei stärkeren Beschwerden, etwa bei häufiger Verstopfung, sind Indische Flohsamenschalen dienlicher.

Zubereitungen mit Flohsamen und Flohsamenschalen in Wasser

Um den Stuhlgang zu regulieren, ist die Anwendung in Wasser am besten geeignet. Rühren Sie 6–12 g (1–2 TL) Flohsamen oder 3 g (1 TL) Indische Flohsamenschalen in 200 ml Wasser und trinken die Mischung nach 1–2 Minuten. Anschließend trinken Sie zusätzlich 1–2 Gläser Wasser. Nehmen Sie täglich 2–3 Portionen Flohsamen oder Flohsamenschalen ein. Die Tagesdosis für die Flohsamen beträgt bis zu 40 g, für die Indischen Flohsamenschalen 4–20 g.

Gegenanzeigen und Wechselwirkungen

Flohsamen und Flohsamenschalen müssen mit viel Flüssigkeit eingenommen werden, da es zur Verstopfung der Speiseröhre und des Darms kommen kann (sehr selten). Selten lösen die Wirkstoffe auch Völlegefühl, Bauchschmerzen und Übelkeit aus. Nicht anwenden bei Darmverschluss, akuten entzündlichen Magen-Darmerkrankungen, Allergien gegen das Indische Flohkraut und schwer einstellbarem Diabetes. Andere Arzneimittel sollten in einem zeitlichen Abstand von 30–60 Minuten eingenommen werden, da ihre Wirkung durch das Flohkraut vermindert werden kann. Träger von Zahnprothesen sollen darauf achten, ihren Mund nach der Einnahme von Flohsamen oder Flohsamenschalen ausreichend auszuspülen, damit sich die Flohsamen nicht in der Prothese festsetzen und dort aufquellen.

Präparate mit Flohsamen und -schalen (Auswahl)

- **Flohsamen Lebensmittel:** Flohsamen Indisch Bio Dr. Groß GmbH, Flohsamen Aurica®, Zirkulin® Indische Flohsamen, Linusit® Flohsamen Kerne, Flohsamen Bombastus®
- **Indische Flohsamenschalen Lebensmittel und Nahrungsergänzung:** Flohsamenschalen Dr. Groß GmbH, Indische Flohsamenschalen Aurica®, Flohsamenschalen Indisch® Avitale, Zirkulin® Flohsamenschalen
- **Indische Flohsamenschalen Fertigarzneimittel:** Flosine® Balance Granulat, Mucofalk® Apfel/Orange/Fit

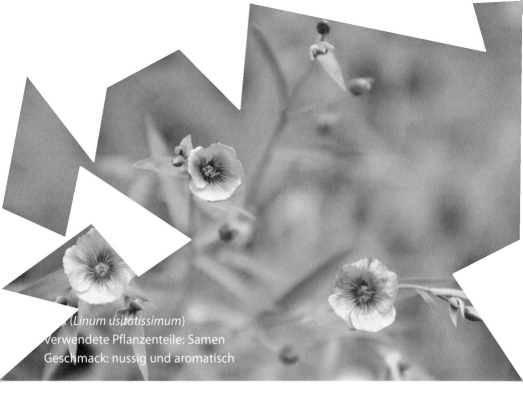

Leinsamen: Gesunde Verdauung fördern

Lein (*Linum usitatissimum*) ist eine europäische Heil-, Nahrungs- und Textilpflanze mit langer Tradition. Seine Samen werden nach der Blütezeit geerntet und dienen zur Herstellung medizinischer Leinsamen, Lebensmittel-Leinsamen und Leinöl. Medizinischer Leinsamen (Arzneimittelqualität) ist ein allgemein anerkanntes pflanzliches Medikament zur Behandlung von dauerhafter Verstopfung und zum „Weichmachen" des Stuhls. Zudem wird er traditionell bei leichten Unregelmäßigkeiten der Verdauung und zum Wiederaufbau des Mikrobioms im Darm eingesetzt. Unregelmäßigkeiten sind durch die eingeschränkte Nahrungsaufnahme bei einem gestörtem Essverhalten häufig. Auch bei einem durch Abführmittelmissbrauch geschädigten Dickdarm können Leinsamen helfen.

Medizinische Leinsamen werden als goldene oder braune Variante angeboten. Die goldenen Leinsamen quellen etwas stärker auf als ihre braunen Verwandten und haben damit eine leicht verbesserte Wirksamkeit. Die Effekte beruhen vor allem auf den enthaltenen Ballaststoffen

(Schleimstoffe). Aber auch die gespeicherten Fettsäuren und Vitalstoffe der Leinsamen wirken sich positiv auf die Gesundheit aus: Leinsamen sind reich an Alpha-Linolensäure und enthalten viel Kalzium, Kalium, Magnesium und Eisen.

Gelangen die Leinsamen in den Magen und den Darm, geben sie dort ihre schützenden Schleimstoffe frei. Diese legen sich wie ein dünner Film über die Schleimhaut der Organe und mildern dadurch Reizungen leicht ab. Gleichzeitig vergrößern die Leinsamen ihr Volumen um das Vier- bis Sechsfache. Das hat zur Folge, dass sie die Muskulatur insbesondere im Darm mechanisch anregen und es zu einer Steigerung der Darmbewegungen kommt. Aus diesem Grund fördern Leinsamen die Verdauung und verkürzen die Passagezeit des Stuhls durch den Darm.

Ihre Quellwirkung hat außerdem zur Folge, dass die kleinen Samen Wasser binden. Bei einer Neigung zu einem wässrigen Stuhlgang oder bei Durchfall wird so der Stuhl fester und die Stuhlfrequenz herabgesetzt. Aus diesem Grund werden Leinsamen oftmals als „Verdauungsregulatoren" bezeichnet.

Für die gesunde Verdauung ist noch eine weitere Eigenschaft der Leinsamen interessant, denn bestimmte gesundheitsfördernde Bakterien in der Dickdarmschleimhaut ernähren sich von Ballaststoffen, wie sie in Leinsamen vorkommen. Dabei bilden die Bakterien verschiedene Fettsäuren, wie z. B. Butter- und Essigsäure, und es wird ein leicht saures Milieu im Darm gefördert, in dem sich schädliche Bakterien nicht wohlfühlen und verdrängt werden. Hinzukommt, dass die Buttersäure (Butyrat) antientzündlich wirkt und so zum Erhalt oder Wiederaufbau eines gesunden Mikrobioms beiträgt.

Geschrotete Leinsamen haben eine etwas stärkere Wirksamkeit als ganze Leinsamen, sind aber kürzer haltbar.

Leinsamen (auch medizinische Leinsamen) können zusammen mit anderen Lebensmitteln gegessen werden. Sie passen beispielsweise als Topping auf einen Salat und auf Suppen. Zudem können sie in milchfreie Müslis eingerührt werden. Bitte beachten Sie, dass Milch und Milchprodukte die Quellfähigkeit der Leinsamen reduzieren und die Wirksamkeit der Samen dadurch vermindern.

Zubereitungen der Leinsamen in Wasser

Bei einem wechselhaften Stuhlgang, Verstopfung oder Durchfall ist die Anwendung in Wasser am besten geeignet. Rühren Sie 10–12 g (1 EL) Leinsamen in 150–200 ml kaltes, stilles Wasser ein und trinken die Mischung nach einer Quellzeit von 1–2 Minuten. Anschließend trinken Sie zusätzlich 1–2 Gläser Wasser. Nehmen Sie täglich 2–3 Portionen Leinsamen ein.

Gegenanzeigen und Wechselwirkungen

Leinsamen dürfen nicht bei Darmverschluss, Verengungen der Speiseröhre und akuten entzündlichen Darmerkrankungen eingenommen werden. Andere Arzneimittel sollten in einem zeitlichen Abstand von 30–60 Minuten eingenommen werden, da ihre Wirkung durch die Leinsamen vermindert werden kann.

Leinsamenpräparate in Arzneimittelqualität (Auswahl)

Leinsamen goldgelb Aurica®, Leinsamen Bombastus®, Leinsamen Klenk®, Linusit® Magenschutz Kerne

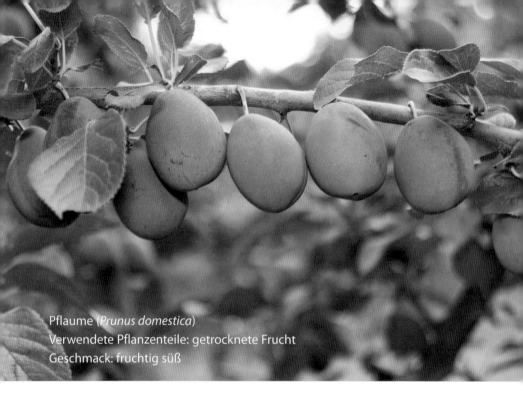

Pflaume (*Prunus domestica*)
Verwendete Pflanzenteile: getrocknete Frucht
Geschmack: fruchtig süß

Backpflaumen: Verdauung stärken

Die Pflaume (*Prunus domestica*) ist ein beliebtes Lebensmittel und wird als Hausmittel schon lange bei schwacher Verdauung und gegen Verstopfung angewendet. Das Obst unterstützt die Verdauung auf sanfte Weise. Gut verträglich und dosierbar sind Backpflaumen, auch Dörrpflaumen genannt: Sie lassen sich bedarfsweise einsetzen.

Backpflaumen sind dann geeignet, wenn bei steigender Nahrungsaufnahme die Verdauung streikt, der Toilettengang mit Schmerzen verbunden und der Stuhlgang hart und knotig ist. Sie regen die Verdauung sanft an und lindern dadurch gleichzeitig Symptome wie Völlegefühl und Blähungen. Üblicherweise stellt sich die verdauungsfördernde Wirkung nach 12–14 Stunden ein.

Backpflaumen enthalten pro 100 g im Durchschnitt 53,2 g Kohlenhydrate, davon entfallen rund 9,4 g auf Fruchtzucker (Fructose). Mit 6,6 g gibt es zudem eine große Menge an Sorbit, ein Zuckeralkohol, der sich vor allem in Kern- und Steinobst findet. Backpflaumen enthalten mit durchschnittlich 9 g viele Ballaststoffe und mit Ausnahme von Vitamin B12 alle B-Vitamine sowie Vitamin C, Beta-Carotin (Vitamin A-Vorstufe) und größere Mengen Kalium.

Die anregende Wirkung der Backpflaumen beruht auf zwei Effekten: Zum einen enthalten Backpflaumen spezielle Ballaststoffe, vor allem Pektine und Zellulose, die eine starke Quellfähigkeit aufweisen: Im Darm lösen sie dadurch einen Dehnungsreiz auf die Muskulatur aus, sodass die Darmbewegungen verstärkt werden und so die Verdauung angeregt wird. Darüber hinaus hat das Sorbit eine osmotische Wirkung. Das bedeutet, dass dem Dickdarm Wasser entzogen wird, wenn Sorbit in den Dickdarm gelangt. Dadurch wird der Stuhl weicher und gleitfähiger. Beim Verzehr sehr großer Sorbitmengen, z. B. zehn Backpflaumen, kann der Stuhl allerdings dünnflüssig werden. Daher ist die richtige Dosierung wichtig.

Ein weiterer Vorteil von Backpflaumen besteht darin, dass sie keinen Gewöhnungseffekt auslösen, wie dies etwa bei Sennesblättern und vielen synthetischen Abführmitteln der Fall ist.

Achtung!

Die Anwendung von Hausmitteln hat Grenzen. Sollten Sie mehrere Tage an Verstopfung leiden und gleichzeitig von Symptomen wie Darmkrämpfen, starken Schmerzen und/ oder Blut am After betroffen sein, sollten Sie dringend eine Ärztin oder einen Arzt aufsuchen. Gleiches gilt, wenn Sie sich generell unwohl fühlen, keinen Appetit haben und ungewollt noch mehr Gewicht verlieren.

Backpflaumen erhalten Sie in jedem gut sortierten Supermarkt, in Drogerien, Reformhäusern oder in der Apotheke. Bitte greifen Sie bevorzugt zu Bio-Produkten, da diese Lebensmittel eine geringere Belastung mit Pestiziden und Herbiziden aufweisen.

Zubereitungen von Backpflaumen in Wasser

Bei einer schwachen Verdauung oder vorübergehender Verstopfung ist die Anwendung in Wasser am besten geeignet. Geben Sie am Abend drei Backpflaumen in ein Glas mit stillem Wasser. Decken Sie das Glas zu und stellen es an einen kühlen Platz. Am nächsten Morgen trinken Sie zuerst das Wasser und essen danach die eingeweichten Pflaumen.

Tipp! Je nach Intensität der Verdauungsbeschwerden können Sie die Menge der Backpflaumen steigern oder reduzieren. Spüren Sie, dass durch den Verzehr von drei Backpflaumen zwar ein verdauungsfördernder Effekt eintritt, der Stuhl aber noch immer zu hart ist, dann können Sie die Menge auch auf vier oder fünf Backpflaumen täglich steigern. Wenn die Verdauung wieder in Schwung kommt, aber hin und wieder etwas Unterstützung braucht, kann es ausreichen, wenn Sie täglich ein oder zwei Backpflaumen essen.

Gegenanzeigen und Wechselwirkungen

Bei einer Unverträglichkeit gegenüber Fructose oder Sorbit sollte auf den Verzehr von Backpflaumen verzichtet werden, da Bauchbeschwerden wie Blähungen und Bauchkrämpfe entstehen oder zunehmen können.

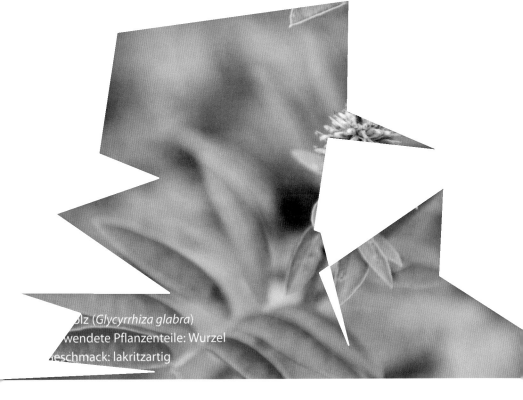

...lz (*Glycyrrhiza glabra*)
...wendete Pflanzenteile: Wurzel
...eschmack: lakritzartig

Süßholzwurzel: Stärkung des Mageneingangsmuskels

Das Süßholz (*Glycyrrhiza glabra*) ist in Europa zu Hause. Den Geschmack der Extrakte aus der Wurzel kennen die meisten Menschen, da sie zur Herstellung von Lakritze verwendet werden. Zusätzlich haben die Extrakte aus der Süßholzwurzel zahlreiche medizinische Wirkungen und werden traditionell bei Verdauungsbeschwerden und einem brennenden Gefühl im Bauchraum eingesetzt.

Die Süßholzwurzel enthält Triterpensaponine und Flavonoide. Zu den Triterpensaponinen gehören bestimmte Komponenten wie die Glycyrrhizinsäure. Die Salze dieser Säure spielen bei Schleimhautentzündungen die wichtigste Rolle: Sie wirken antientzündlich. Zu den bedeutsamsten Flavonoiden gehören Isoliquiritigenin und Liquiritigenin. In ihrem Zusammenspiel wirken die Inhaltsstoffe der Süßholzwurzel wundheilungsfördernd, antientzündlich und krampflösend. Gleichzeitig setzen sie die Bildung von Magensäure herab und schützen die Schleimhaut des Magens. In Folge kommt es zu einer Abmilderung des brennenden Gefühls im oberen Verdauungstrakt.

Teezubereitung aus Süßholzwurzel

3 g (1 TL) getrocknete Süßholzwurzel (Apothekenqualität) mit 150 ml kochendem Wasser übergießen, 15 Minuten zugedeckt ziehen lassen, danach abfiltern. Täglich bis zu 3 Tassen Tee zwischen den Mahlzeiten trinken.

Nebenwirkungen, Gegenanzeigen und Wechselwirkungen

Die Extrakte aus der Süßholzwurzel beeinflussen die körpereigenen Hormone Cortisol und Aldosteron. Bei langfristiger Anwendung (länger als 4–6 Wochen am Stück) oder bei der Einnahme großer Mengen drohen Mineralstoffverluste, die sich z. B. durch Wassereinlagerungen (Ödeme) und Kaliumverluste mit Bluthochdruck äußern können. Auch wurde über allergische Hautreaktionen, Magen-Darmbeschwerden und Atembeschwerden berichtet. Weitere Gegenanzeigen sind Lebererkrankungen, schwere Niereninsuffizienz, Krankheiten des Herzens, Diabetes, Bluthochdruck, Kaliummangel, entzündliche Gallenwegserkrankungen oder Gallenstau sowie Überempfindlichkeit gegenüber Anis oder Anethol. Wenn Sie entwässernde Medikamente (Schleifendiuretika, Thiazide) und/oder Cortisolpräparate einnehmen, halten Sie bitte vor der Anwendung Rücksprache mit Ihrer Ärztin oder Ihrem Arzt. Durch den kaliumvermindernden Effekt kann die Wirkung von Herzglykosiden beeinflusst werden. Nicht anwenden dürfen die Süßholzwurzel schwangere und stillende Frauen.

Tee mit Süßholzwurzel (Auswahl)

Süßholzwurzel ApoFit, Süßholzwurzel Aurica, Süßholzwurzel Bombastus, Süßholzwurzel Klenk

Viele Menschen mit Essstörungen leiden an seelischen Krankheiten. Angststörungen, Depression und Selbstzweifel gehören zu den häufigsten Folgeerkrankungen und/oder Begleiterkrankungen. Panikattacken, soziale Phobie und Zwangsstörungen schränken die Lebensqualität der Betroffenen massiv ein. Zur begleitenden Behandlung dieser Störungen können Heilpflanzen wie Lavendel, Melisse, Rosenwurz und Passionsblume hilfreich sein. Entspannungsverfahren wie Achtsamkeits- und Atemübungen, aber auch an Bewegung gebundene Verfahren wir Qigong, sind weitere sinnvolle Ergänzungen der Therapie.

Heilpflanzen zur Beruhigung und Entspannung

Wer zu Traurigkeit, Gedankenkreisen, innerlicher und körperlicher Unruhe und Ängsten neigt, dem kann der Lavendel helfen. Die Inhaltsstoffe aus der Heilpflanze lindern zudem nervöse Magen-Darmbeschwerden. Die Melisse mildert mentalen Stress und kann bei psychisch bedingtem Herzrasen helfen. Rosenwurz und Passionsblume können emotionale Stresssymptome mildern und außerdem zur Verbesserung der Schlafqualität beitragen.

Bitte achten Sie auf die arzneiliche Qualität der Pflanzen, und kaufen Sie Teezubereitungen aus Heilpflanzen in der Apotheke.

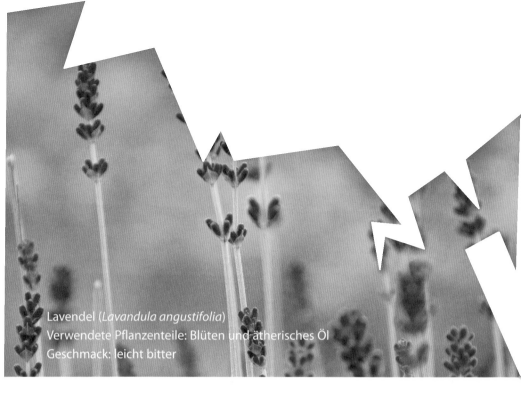

Lavendel (*Lavandula angustifolia*)
Verwendete Pflanzenteile: Blüten und ätherisches Öl
Geschmack: leicht bitter

Heilpflanzenporträts

Lavendel: Unruhe und Ängstlichkeit mildern

Der echte Lavendel (*Lavandula angustifolia*) hat in Europa eine lange Tradition. Seine Blüten und das ätherische Öl kommen gegen leichte Stress- und Erschöpfungssymptome sowie als Ein- und Durchschlafhilfe zum Einsatz. Lavendelblüten werden außerdem bei leichten Verdauungsbeschwerden angewendet, z. B. bei einem nervösen Magen. Diese Doppelwirkung macht die Blüten und das ätherische Öl besonders wertvoll in der unterstützenden Behandlung von Essstörungen.

Zu den wichtigsten Inhaltsstoffen des Lavendels gehören die ätherischen Öle Linalylacetat und Linalool. Zudem enthält die Pflanze Campher, Beta-Ocimen und Cineol. In Lavendelblüten sind außerdem Gerbstoffe (z. B. Rosmarinsäure) enthalten.

Die Einnahme von Extrakten aus Lavendelblüten oder von Lavendelöl wirkt sich regulierend auf bestimmte Botenstoffe im Zentralnervensystem

(ZNS) aus. Ihre Inhaltsstoffe aktivieren Rezeptoren im Gehirn, die dazu beitragen, dass entspannungsfördernde Botenstoffe wie z. B. Gamma-Aminobuttersäure (GABA) leichter an diese Rezeptoren andocken können. Andere Botenstoffe wie Noradrenalin, die eher anregend wirken, werden hingegen herunterreguliert. Der Lavendel tariert also die Konzentration von Botenstoffen aus und bringt sie in ein Gleichgewicht. Diese Wirkung tritt erst nach etwa 10–14 Tagen Einnahme ein.

Zubereitungen mit Lavendel machen nicht schläfrig und verursachen keine Abhängigkeit. Ihre Wirksamkeit wurde in vielen klinischen Studien bestätigt.

In einem Tee aus Lavendelblüten helfen die enthaltenen Gerbstoffe bei nervös bedingten Magen-Darmbeschwerden. Aufgrund seines niedrigen Gehaltes an ätherischen Ölen ist die entspannungsfördernde Wirkung von Tee aus Lavendelblüten schwächer als die von Lavendelöl.

Außer dem Tee gibt es zur Einnahme Extrakte aus Lavendelblüten, Lavendelöl als Tropfen und Fertigarzneimittel. Auch eine äußere Anwendung, z. B. als Badezusatz, ist möglich.

Teezubereitung aus Lavendelblüten

1 g (1–2 TL) getrocknete Lavendelblüten (Apothekenqualität) mit 150 ml kochendem Wasser übergießen, 5–10 Minuten zugedeckt ziehen lassen, danach abfiltern. Täglich 2–4 Tassen Tee trinken.

Lavendelöl in Joghurt

Rühren Sie 4 Tropfen (80 mg) ätherisches Lavendelöl unter Naturjoghurt, und verzehren Sie die aromatische Speise. Sie können außerdem Obst und Getreideflocken untermischen.

In der unterstützenden Behandlung von Essstörungen hat die Einnahme von Lavendelöl in Joghurt den zusätzlichen Vorteil, dass 100 g des Milchproduktes 120 mg Kalzium liefern (12 % des Tagesbedarfs). Kalzium ist wichtig für die Knochengesundheit, und Kalziummangel kommt häufig vor.

Hinweis!

In Büchern zur Pflanzenheilkunde findet man oft den Hinweis, dass Lavendelöl auf Zucker eingenommen werden soll. Diese Anwendungsform gilt als nicht zeitgemäß, ist aber theoretisch weiterhin möglich.

Gegenanzeigen

In der Schwangerschaft und Stillzeit sollen Lavendelblüten und Lavendelöl aufgrund fehlender Unbedenklichkeitsuntersuchungen nicht eingenommen werden.

Präparate mit Lavendelblüten (Auswahl)

- **Tee:** Lavendelblüten ApoFit, Lavendelblüten Bombastus, Lavendelblüten Nr. 45 H&S
- **Teemischungen:** Anti-Stress-Tee Bad Heilbrunner, Beruhigungstee Klenk, Nerven-Tee Salus, Schlaf- und Nerventee Aurica, Stress- und Nerventee Sidroga

Präparate mit Lavendelöl (Auswahl)

- **Ätherisches Öl** in Bioqualität, z. B. von Bombastus, Taoasis, Weleda oder Primavera
- **Fertigarzneimittel:** Lasea® Kapseln
- **Nahrungsergänzungsmittel:** Lavendelöl GPH Kapseln Hecht-Pharma

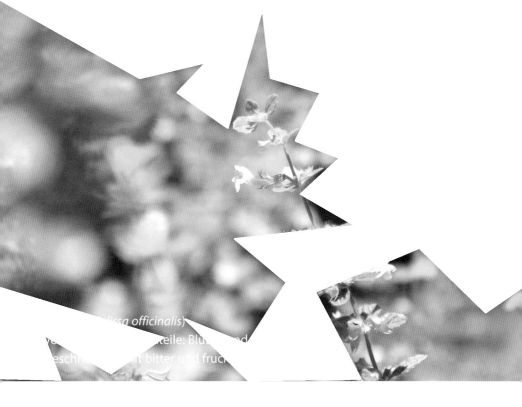

...issa officinalis)
...teile: Blü... ...und
...schr... ...t bitter und fruc...

Melisse: Mentalen Stress lindern

Die Melisse (*Melissa officinalis*) wird schon seit mehr als 2000 Jahren zur Förderung von Entspannung und gesundem Schlaf eingesetzt. Für diese Anwendungsgebiete sowie für die Linderungen von leichten Magen-Darmbeschwerden wie Blähungen sind die Extrakte aus den Blättern der Melisse heute als traditionelles Arzneimittel anerkannt.

Melissenblätter sind reich an ätherischen Ölen wie z. B. Citral, Citronellal und Linalool. Beim Zerreiben der Blätter werden diese flüchtigen Öle freigegeben und verbreiten den für Melissenblätter typischen zitronenartigen Duft. Weitere wichtige Inhaltsstoffe der Blätter sind Gerbstoffverbindungen wie die Rosmarinsäure, Flavonoide und Phenolcarbonsäuren.

Auf welche Weise die Inhaltsstoffe Beschwerden wie psychischen Stress und Schlafbeschwerden abmildern, ist derzeit nicht klar. Es wird vermutet, dass die Inhaltsstoffe gemeinschaftlich den Abbau des Botenstoffes Gamma-Aminobuttersäure, kurz GABA, bremsen. GABA senkt die Aktivität der Nervenzellen im Gehirn. Stress- und Angstsignale kommen dadurch leicht abgeschwächt in den Verarbeitungszentren des Gehirns an. In Folge kann man sich besser entspannen und besser ein- und durchschlafen. Extrakte aus den Melissenblättern machen nicht müde und verursachen keinen Gewöhnungseffekt.

Eine weitere Wirkung vom Melissenblätterextrakt ist die Anregung der Bildung und Ausschüttung des Botenstoffs Acetylcholin. Eine ausreichende Versorgung mit Acetylcholin kann die Reiz- und Informationsweiterleitung im Gehirn beschleunigen, sodass die Konzentrationsfähigkeit steigt. In ersten klinischen Untersuchungen zeigte sich, dass die Einnahme von 300–600 mg Melissenblätterextrakt zu einer verbesserten kognitiven Leistungsfähigkeit, mehr Wachsamkeit und weniger Stress in herausfordernden mentalen Situationen führt.

Die Extrakte aus der Melisse wirken auch antiviral und werden z. B. bei Lippenherpes als Fertigarzneimittel angeboten.

Teezubereitung aus Melissenblättern

1,5 g (1–2 TL) getrocknetes Melissenkraut (Apothekenqualität) mit 150 ml kochendem Wasser übergießen, 10 Minuten zugedeckt ziehen lassen, danach abfiltern. Im Tagesverlauf 2–3 Tassen Tee trinken.
Tee mit Melissenblättern kann ab dem 12. Lebensjahr eingenommen werden. Die empfohlene Tagesmenge beträgt 1,5–4,5 g.

Gegenanzeigen

In der Schwangerschaft und Stillzeit sollen Melissenblätter aufgrund fehlender Unbedenklichkeitsuntersuchungen nicht eingenommen werden.

Präparate mit Melisse (Auswahl)

- **Tee:** Bombastus® Melissenblätter, H&S® Melissenblätter, Melissenblätter Caelo®, Melissenblätter Klenk®, Sidroga® Melissenblätter
- **Teemischung:** Bad Heilbrunner® Schlaf- und Nerventee
- **Fertigarzneimittel (Kombinationspräparat):** Euvegal® 320/160 mg Filmtabletten, Vivinox® Day Beruhigungs-Dragees

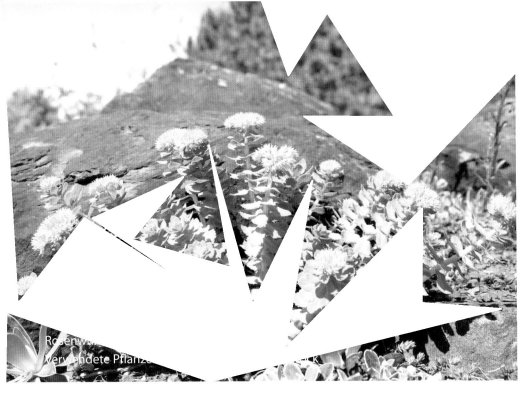

Rosenwurz
Verwendete Pflanze...

Rosenwurz: Verbesserung der Stimmung und der Schlafqualität

Der Rosenwurz (*Rhodiola rosea*) ist eine Heilpflanze, die dabei helfen kann, dass sich Körper und Geist besser an neue Situationen anpassen. Genauer gehört sie zu der Gruppe der Adaptogene. Das Wort stammt vom lateinischen *adaptare* = sich anpassen. In der Europäischen Union sind die Extrakte aus der Wurzel und dem Wurzelstock traditionell zur Behandlung von Müdigkeit und Erschöpfung zugelassen.

Neue Studien zeigen, dass das Wirkspektrum vom Rosenwurz weiterreicht. Die Wurzeln vom Rosenwurz speichern ein Gemisch unterschiedlicher sekundärer Pflanzenstoffe und einen Inhaltsstoff, der Salidrosid heißt. Gemeinsam beeinflusst das Gemisch die Aktivität biochemischer Signalstoffe zwischen den Nervenzellen (Neurotransmitter). Auch auf den Serotonin- und Dopaminhaushalt können die Inhaltsstoffe regulierend wirken und dadurch die Stimmung, den Schlaf-Wachrhythmus und den Appetit positiv beeinflussen. Zudem setzen die Inhaltsstoffe nach etwa vierwöchiger Anwendungsdauer die Ausschüttung von körpereigenem

Cortison herab. Cortison ist ein Botenstoff, der bei Stress vermehrt im Körper gebildet wird. Eine Anhebung des Blutzuckerspiegels und mehr Appetit können z. B. Folgen eines erhöhten Cortisonspiegels sein.

In Studien wirkte Extrakt aus der Rosenwurzwurzel im Vergleich zu dem Antidepressivum Sertralin zwar etwas schwächer, hatte aber auch weniger Nebenwirkungen.

Extrakte aus der Rosenwurzwurzel sind als Medikamente und Nahrungsergänzungsmittel erhältlich. Aufgrund der strengen Qualitätsregelungen sollten bevorzugt Medikamente eingenommen werden. Sie enthalten garantierte Mengen an wirksamen Extrakten und sind frei von Schadstoffen und Verunreinigungen. Da Nahrungsergänzungsmittel dem Gesetz nach Lebensmittel sind, unterliegt deren Zulassung, die Produktion und die Qualität weniger strengen Regelungen.

Einnahmeempfehlung

Die Tagesdosis (Trockenextrakt) der Rosenwurzwurzel beträgt 144–400 mg. Die Einnahme kann vorübergehend, zum Beispiel für acht Wochen, oder dauerhaft erfolgen.

Unerwünschte Wirkungen und Gegenanzeigen

Zu den Extrakten aus der Rosenwurzwurzel sind keine unerwünschten Wirkungen bekannt. Personen mit Erkrankungen der Leber, der Nieren und psychischen Krankheiten (auch mit Essstörungen) sollten die Anwendung vorab mit ihrer Ärztin/ ihrem Arzt absprechen. Der Rosenwurz sollte wegen fehlender Bestätigungen der Unbedenklichkeit nicht in der Schwangerschaft, Stillzeit und vor dem vollendeten 18. Lebensjahr eingenommen werden.

Präparate mit Rosenwurzwurzel (Auswahl)

- Fertigarzneimittel: rhodioLoges® Filmtabletten, Vitango® Filmtabletten
- Nahrungsergänzungsmittel (Kombinationspräparate): Rosenwurz 200 mg Vegi Kapseln Avitale®, adaptoLoges®, Adrenal-Intercell® Kapseln, Cefavora® memo Kapseln

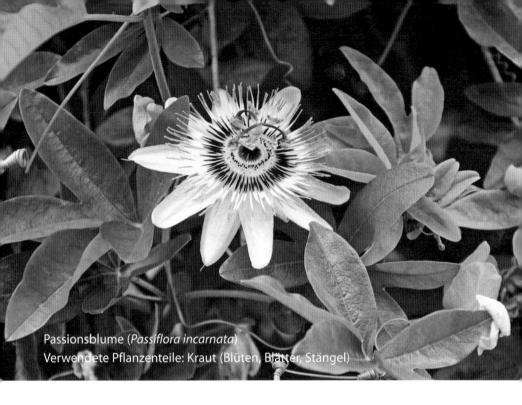

Passionsblume (*Passiflora incarnata*)
Verwendete Pflanzenteile: Kraut (Blüten, Blätter, Stängel)

Passionsblume: Linderung von Nervosität und Stimmungsschwankungen

Die ursprüngliche Heimat der Passionsblume (*Passiflora incarnata*) ist der amerikanische Kontinent. Dort fühlt sich die rankende Heilpflanze in tropischen und subtropischen Gebieten am wohlsten. Während die Früchte der Passionsblume ein leckeres Obst sind, hat das Kraut der Pflanze medizinische Wirkungen: Es lindert leichte Stressbeschwerden ab, die sich z. B. durch Angst und Nervosität zeigen. Außerdem sind die Extrakte als Schlafhilfe medizinisch als ein traditionelles Arzneimittel anerkannt: Die Wirkungen wurden in klinischen Untersuchungen bestätigt.

Wirksam sind die im Passionsblumenkraut enthaltenen Flavonoide. Zu ihren wichtigsten Vertretern gehören Isovitexin-2-glucosid, Irsoorienti-2-glucosid und Benzoflavon. Sie entfalten ihre beruhigenden und entspannungsfördernden Wirkungen im Nervensystem. Genauer binden sich die Extrakte aus dem Passionsblumenkraut an die GABA-Rezeptoren im Gehirn. Dies sind Empfangsstellen, die eigentlich auf den beruhigungsfördernden Botenstoff Gamma-Aminobuttersäure (GABA) ansprechen. In Situation mit starkem Stress werden diese Rezeptoren von anderen stressauslösenden Botenstoffen wie Adrenalin und Cortison regelrecht überrannt, sodass es zu Symptomen wie Angst und Herzrasen kommt. Da die Extrakte aus dem Passionsblumenkraut diese Rezeptoren vermutlich besetzen, können die Stressbotenstoffe nicht andocken und werden abgebaut. Als Folge fühlt man sich ruhiger und entspannter. Passionsblumenkraut macht tagsüber nicht müde.

Teezubereitung aus Passionsblumenkraut
2 g (1 TL) getrocknetes Kraut (Apothekenqualität) mit 150 ml heißem Wasser übergießen, 10 Minuten zugedeckt ziehen lassen, danach abfiltern. Im Tagesverlauf 2–4 Tassen Tee trinken.

Gegenanzeigen
In der Schwangerschaft und Stillzeit soll Passionsblumenkraut aufgrund fehlender Unbedenklichkeitsuntersuchungen nicht eingenommen werden. Gleiches gilt für Kinder unter 12 Jahren.

Präparate mit Passionsblume (Auswahl)
- **Tee:** Aurica Passionsblumenkraut Tee, H&S Beruhigungstee
- **Teemischungen:** Sidroga Bio Kinder-Gute-Nacht-Tee
- Fertigarzneimittel: Lioran® Hartkapseln, Pascoflair® Dragees, Dr. Böhm® Passionsblume 425 mg überzogene Tabletten, Valverde® Passiflor forte 425 mg überzogene Tabletten
- **Kombinationspräparate:** Kytta-Sedativum® Dragees, Vivinox® DAY Beruhigungs-Dragees, Neurapas® balance Filmtabletten

Einsetzen der Wirkung beachten
Viele Heilpflanzenstoffe, die auf die seelische Befindlichkeit wirken, brauchen einige Tage, bis ihre Wirkung spürbar wird. Dies ist zum Beispiel auch bei Lavendel, Passionsblume oder Hopfen der Fall. Angstgefühle oder Kribbeligkeit verschwinden also nicht nach der

einmaligen Inhalation von Lavendelöl oder dem Trinken einer Tasse Passionsblumentee. Ihre Wirkkraft ist geringer als die von synthetischen Arzneimitteln, dafür gibt es weniger Nebenwirkungen. Sie sollten stets in Kontakt mit Ihrer Ärztin/ Ihrem Arzt bleiben, um sicher zu sein, dass die ergänzende Behandlung für Sie geeignet ist.

Entspannungsübungen und Bewegung

Entspannungsübungen haben in der Behandlung von zahlreichen Erkrankungen auf der ganzen Welt einen hohen Stellenwert. Sie können ohne großen Zeitaufwand auch im Moment des „Gegensteuern-Wollens" angewandt werden. Gut geeignet sind Achtsamkeitsübungen, Atemtechniken und Visualisierungen. Im Vorfeld ist es sinnvoll, sich mit professioneller Unterstützung ein Grundlagenwissen zu den Übungen anzueignen.

Mit Bewegung gekoppelte Entspannungsübungen sind bei Unruhe und innerem wie äußerem Druck sinnvolle Begleitmaßnahmen. Sie können während der gesamten Erkrankungsdauer und darüber hinaus dabei helfen, den Körper wieder mit allen Sinnen wahrzunehmen. Die Zahl auf der Waage soll nicht über die Gemütslage entscheiden.

Achtung!

Für Menschen mit Magersucht gilt, dass alle Entspannungsübungen, die an Bewegung geknüpft sind, ein Mindestgewicht erfordern. In vielen Kliniken, teilstationären oder ambulanten Behandlungen wird vereinbart, dass der BMI mindestens 16,5 betragen muss, um beispielsweise Qigong, Tai Chi oder eine Tanztherapie durchzuführen. Auch Spaziergänge sind erst ab diesem BMI wieder erlaubt.

Qigong

Qigong entstammt der Traditionellen Chinesischen Medizin (TCM) und bedeutet „Lebensenergie tanken". Durch bewusstes Atmen und definierte Bewegungen werden innere und äußere Kräfte gesammelt und gestärkt, um so gegen Ungleichgewichte und Disharmonien zu wirken. Die Konzentration auf die Atmung, bestimmte Organe oder Körperregionen lindert Beschwerden wie Muskelverspannungen, Unruhe und Rückenschmerzen. Die folgende Übung ist einfach durchzuführen. Das Erlernen einer komplexeren Bewegungsabfolge sollte durch eine Fachkraft begleitet oder in einem Kurs gelernt werden.

Meridiane massieren (oder klopfen)

Mit der rechten Hand oberhalb der rechten Brust, mit flacher oder zur Faust geballter Hand, kreisförmig klopfen oder massieren. Dann über die Innenseite des linken Armes bis zu den Fingerspitzen massieren, auf der Außenseite bis rauf zum Schulter-Nacken-Bereich. Die Übung zwei- bis dreimal wiederholen. Anschließend über die Brust zur rechten Seite massieren und die Hand wechseln. Wie auf der linken Seite die Übung zwei- bis dreimal wiederholen.

Mit beiden Händen in der Mitte der Brust nach unten über den Bauch zu den Hüften bis zum Gesäß massieren.

Dann an der Außenseite der Beine wenn möglich bis zu den Füßen massieren, dabei den Rücken möglichst gerade lassen und den Kopf ein wenig in den Nacken nehmen (damit der Kreislauf stabil bleibt). Zwei- bis dreimal wiederholen.

Zum Abschluss können die Arme, der Rumpf und die Hüften und Beine noch ausgestrichen werden.

Achtsamkeit und Atmung

Achtsamkeit bezeichnet eine Geisteshaltung, in der man vorurteilsfrei und nichtwertend die Aufmerksamkeit auf den gegenwärtigen Moment lenkt.

Achtsamkeitsübungen tragen zur körperlichen und seelischen Entspannung bei, indem die Aufmerksamkeit geschult und dadurch die Wahrnehmung für den Augenblick ausgebildet wird.

Ein Beispiel für eine kleine Achtsamkeitsübung, ein sogenanntes Atem-Mini, finden Sie hier:

Atem-Mini

Konzentriere dich auf die Atmung. Atme mehrere Male ein und aus. Bei der Einatmung senkt sich das Zwerchfell nach unten in den Bauch- und Beckenraum, bei der Ausatmung hebt es sich Richtung Brustkorb. Einatmen vom Bauchraum hinauf in den Brustkorb, ausatmen vom Brustkorb zurück in den Bauchraum. Lasse die Ein- und die Ausatmung ganz natürlich fließen.

Gehe dann im Geist dazu über, mit der Atmung zu zählen. Während des Einatmens zählst du langsam 1, 2, 3, 4, während des Ausatmens zählst du langsam rückwärts 4, 3, 2, 1. Einatmung 1, 2, 3, 4, Ausatmung 4, 3, 2, 1. Versuche, den Rhythmus des Zählens an deine natürlich fließende Ein- und Ausatmung anzupassen. Versuche dann, mit dem Zählen etwa 10 Atemzüge zu verbinden (aus: A. Paul, A. Kerckhoff: Bewusst atmen, besser Leben. Essen: KVC 2020, S. 80).

Progressive Muskelentspannung

Die progressive Muskelentspannung wurde von dem Amerikaner Edmund Jacobson entwickelt. Durch den gezielten Wechsel von An- und Entspannung bestimmter Körpermuskeln werden Geist und Körper ruhig und entspannt. Auch die eigene Körperwahrnehmung wird durch die Methode gefördert.

Die folgende Übung können Sie z. B. als ein Sprachmemo aufnehmen. Bei Bedarf können Sie sich die Tonspur anhören und die Übung durchführen. Wer dies nicht möchte, kann sich den Text auch vorlesen lassen. Es gibt außerdem Hörbücher und CDs mit Übungen zur progressiven Muskelentspannung.

Setze dich bequem auf einen Stuhl und stütze den Rücken an der Stuhllehne ab. Die Füße stehen fest auf dem Boden, die Hände liegen locker auf den Oberschenkeln. Schließe die Augen und atme tief ein und aus. Versuche, ruhig zu werden.

Balle beide Hände zur Faust und spüre die Spannung in den Muskeln der Hände und Unterarme. Spanne die Unterarmmuskeln noch stärker und noch etwas stärker an. Die Unterarme werden ganz hart. Halte die Spannung für etwa 5 Sekunden und vergiss nicht, dabei zu atmen.

Lass jetzt los. Öffne die Hand, strecke die Finger und lass sie auf die Oberschenkel sinken. Spüre, wie alle Spannung aus den Händen und Unterarmen entweicht. Genieße das Gefühl der Entspannung und lass dich völlig gehen. Spüre den Übergang von der Anspannung zur angenehmen Entspannung. Deine Unterarme werden schwer.

Beuge beide Ellenbogen, balle die Hände wieder zur Faust und spanne die Oberarmmuskeln fest an. Spanne noch stärker an und noch etwas stärker. Die Muskeln in den Armen werden ganz hart. Halte die Spannung für etwa 5 Sekunden und vergiss nicht, dabei zu atmen.

Lass jetzt los. Deine Arme fallen schwer zurück auf die Oberschenkel. Genieße das angenehme Gefühl der Entspannung, das sich jetzt in den Armen ausbreitet.

Ziehe die Augenbrauen mal fest nach oben und mal fest zusammen. Die Stirn ist jetzt ganz verspannt. Halte die Spannung für etwa 5 Sekunden und vergiss nicht, dabei zu atmen. Lass jetzt los. Die Stirn fühlt sich wieder glatt und locker an.

Spanne alle Gesichtsmuskeln an, runzle die Stirn, kneife die Augen zusammen, beiße die Zähne aufeinander und drücke die Zunge fest gegen den Gaumen. Halte die Spannung für etwa 5 Sekunden. Lass jetzt los und genieße das Gefühl der Entspannung, das sich im ganzen Gesicht ausbreitet. Entspanne dich wieder und achte darauf, dass der Unterkiefer ganz locker wird und gelöst ist und die Augenlider schwer werden. Spüre das Gefühl der Ruhe, das sich ausbreitet, wenn sich deine Gesichtsmuskeln immer weiter entspannen.

Ziehe die Schulterblätter zusammen, beuge den Kopf nach vorn und presse den Rücken gegen die Stuhllehne. Spanne stärker an und noch etwas stärker. Halte die Spannung für etwa 5 Sekunden an und atme dabei ruhig ein und aus. Lass jetzt los, alle Spannung entweicht aus deinen Hals-Nackenmuskeln. Genieße das entspannte Gefühl, das sich immer mehr über deinen Nacken und deinen Rücken ausbreitet.

Drücke die Brust und den Bauch so stark heraus, dass du im Rücken eine Spannung fühlst. Spanne noch etwas stärker an und noch mehr. Halte diese Spannung für etwa 5 Sekunden. Lass jetzt alle Spannung aus den Schulter- und Brustmuskeln entweichen und genieße das Gefühl des Lockerwerdens.

Atme einmal ganz tief ein und lass dann den Atem langsam wieder ausströmen. Atme noch einmal tief ein und langsam wieder aus. Dein Atem wird ganz ruhig und gleichmäßig.

Ziehe deine Bauchmuskeln ein und spanne sie fest an, sodass sie ganz hart werden. Halte die Spannung für etwa 5 Sekunden. Lass jetzt einfach los und genieße das schöne Gefühl der Entspannung.

Strecke deine Beine und bewege die Zehen in Richtung Schienbein, bis alle Beinmuskeln hart sind. Spanne die Wadenmuskeln und die Muskeln im Oberschenkel an, spanne sie noch etwas stärker an und halte die Spannung für etwa 5 Sekunden und atme dabei gleichmäßig ein und aus. Lass jetzt los und spüre, wie alle Spannung aus den Beinen, den Oberschenkeln, Waden und Füßen entweicht. Genieße das lockere Gefühl.

Bleibe noch einen Augenblick ruhig mit geschlossenen Augen sitzen und mache gar nichts. Balle jetzt die Hände zur Faust, strecke die Arme aus, recke dich und öffne die Augen.

Weitere Techniken

Neben den genannten Beispielen gibt es zahlreiche weitere Maßnahmen, die während einer stationären, teilstationären oder ambulanten Therapie angeboten werden:

- Tai Chi hat seine Wurzeln ebenfalls in der TCM und ist eine Form der Meditation in Bewegung mit konzentrierter Atmung. Die Wirkungen ähneln dem Qigong, wobei Tai Chi zusätzlich die Muskeln und Gelenke auf sanfte Weise trainiert.

- Meditation ist in allen asiatischen Kulturen und bei Naturvölkern eine Methode, die Gedanken und die Wahrnehmung bewusst zu steuern und so das Bewusstsein und die Wahrnehmung zu schärfen.

- Die Tanztherapie wurde in den USA entwickelt. Der Tanz steigert bei vielen Menschen die Körper- und Selbstwahrnehmung. Auch können Gefühle und Erfahrungen durch Bewegung besser zum Ausdruck gebracht werden.

- Musiktherapie und Musik haben auf allen Kontinenten und in allen Kulturen schon immer eine wichtige Rolle gespielt. Musik als Therapie kann aktiv oder rezeptiv (Hören und Erleben von Musik) zum Erhalt, zur Förderung und Wiederherstellung der Gesundheit von Körper und Geist eingesetzt werden.

- Die Kunsttherapie hat ihre Ursprünge in Europa und den USA. Sie ist ein psychotherapeutisches Verfahren, um mit einem Bild oder einer Plastik einen Zugang zur inneren Welt zu bekommen und im nächsten Schritt Probleme bewältigen zu können.

Ein- und Durchschlafstörungen sind bei Essstörungen ein häufiges Phänomen. Dies liegt zum Teil an den seelischen Problemen wie Unruhe und Angst, zum anderen kommt durch die Essstörung das hormonelle Gleichgewicht ins Wanken. Auch ein Mangel an bestimmten Nährstoffen, Vitaminen und Mineralien behindert einen guten und erholsamen Schlaf. In den folgenden Abschnitten werden die Heilpflanzen Hopfen und Griffonia sowie die Nährstoffe Magnesium, Vitamin B6 und Tryptophan vorgestellt, die den Schlafbeschwerden entgegenwirken können.

Heilpflanzen zum Ein- und Durchschlafen

Werden die Schlafbeschwerden durch Angst, Unruhe und Nervosität ausgelöst, helfen z. B. Lavendel, Melisse und Rosenwurz (siehe Kapitel 2: Unruhe, Angst und Depression). Die Inhaltsstoffe der Hopfenzapfen fördern Entspannung und gesunden, erholsamen Schlaf. Griffonia, die afrikanische Schwarzbohne, kann die Schlafqualität verbessern. Gleichzeitig kann sie Stress verringern und wirkt leicht antidepressiv.

Im Folgenden werden Hopfen und Griffonia genauer beschrieben, eine Auswahl von Präparaten wird am Ende genannt.

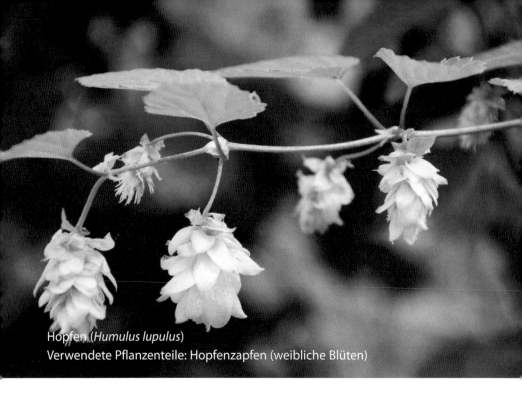

Hopfen (*Humulus lupulus*)
Verwendete Pflanzenteile: Hopfenzapfen (weibliche Blüten)

Heilpflanzenporträts

Hopfenzapfen: Mehr Entspannung und ein guter Schlaf

Der Hopfen (*Humulus lupulus*) hat als Heil- und Gewürzpflanze eine lange Tradition. In der Medizin kommen Hopfenzapfen, die weiblichen Blüten, bei leichten Stresssymptomen und als Schlafhilfe zum Einsatz.

Zu den wirksamen Inhaltsstoffen in den Hopfenzapfen gehören Harze, deren Anteil zwischen 15 und 30 Prozent schwankt. Rund die Hälfte dieser Harze gehört zu den Bitterstoffen, die für den Geschmack des Hopfens und seine Wirksamkeit bei Unruhe und Angst zuständig sind. Sie heißen Humulon, Lupulon, Adlupulon und Colupulon. Von therapeutischer Bedeutung sind vor allem Humulon und Lupulon. Sie können sich eigenständig in das flüchtige Methylbutenol oder 2-Methyl-3-buten-2-ol verwandeln.

Ganz allgemein betrachtet wirkt Methylbutenol beruhigend. Immer wenn man sich also aufgewühlt, unruhig oder ängstlich fühlt, kann man an einem Kissen mit Hopfenzapfen riechen oder es ans Kopfteil des Bettes legen und die wohltuenden Dämpfe die ganze Nacht über einatmen. Hopfenzapfen wirken auch innerlich. Werden sie beispielsweise als Tee eingesetzt, verwandeln sich die Bitterstoffe Humulon und Lupulon vermutlich erst im Körper zu dem beruhigenden Methylbutenol. Das Ergebnis ist dasselbe: Man entspannt leichter, fühlt sich ausgeglichener und weniger ängstlich. Hopfen macht tagsüber nicht schläfrig.

Hopfenkissen

500 g getrocknete Hopfenzapfen (Apothekenqualität) in ein kleines Kissen aus natürlichen und atmungsaktiven Fasern, z. B. Baumwolle, füllen. Das Kissen gut verschließen und ans Kopfteil des Bettes legen. Alternativ können die Hopfenzapfen in ein kleines Säckchen gefüllt, eingenäht und im Alltag mitgeführt werden. Die Dämpfe der Hopfenzapfen mehrmals täglich intensiv und für mehrere Minuten einatmen. Die Haltbarkeit des Hopfenzapfenkissens beträgt bis zu 4 Wochen. Die Inhaltsstoffe sind dann verflogen, und es sollte erneuert werden.

Teezubereitung aus Hopfenzapfen

0,5 g (1 TL) getrocknete Zapfen (Apothekenqualität) mit 150 ml heißem Wasser übergießen, 10–15 Minuten zugedeckt ziehen lassen, danach abfiltern. Im Tagesverlauf 3 Tassen trinken.

Gegenanzeigen

In der Schwangerschaft und Stillzeit sollen Hopfenzapfen aufgrund fehlender Unbedenklichkeitsuntersuchungen nicht eingenommen werden. Gleiches gilt für Kinder unter 12 Jahren.

Präparate mit Hopfen (Auswahl)

- **Tee:** Aurica Hopfenzapfen, Bombastus Hopfenzapfen, Klenk Hopfenzapfen
- **Teemischungen:** Beruhigungs-Tee Nestmann, Bad Heilbrunner Anti-Stress-Tee, Bombastus Beruhigungstee, H&S Schlaf- und Nerventee, H&S Entspannungstee Nr. 69
- **Fertigarzneimittel:** Klosterfrau® Hopfen Beruhigungs-Dragees

- **Kombinationspräparate:** Abtei® Nachtruhe Baldrian + Hopfen Beruhigungs-Dragees, Allunapret® Filmtabletten, Ardeysedon® Dragees, Baldrian-Dispert® Nacht Tabletten, Baldriparan® zur Beruhigung Tabletten, Kytta-Sedativum® Dragees, Sedacur® forte Tabletten

Griffonia: Erholsamen Schlaf fördern

Die Griffonia-Pflanze (*Griffonia simplicifolia*) ist eine strauchartige Kletterpflanze, die in den Regenwäldern des afrikanischen Kontinents beheimatet ist. Sie wird auch als afrikanische Schwarzbohne bezeichnet.

Für die medizinische Behandlung wird ausschließlich der isolierte Extrakt 5-Hydroxytryptophan, kurz 5-HTP, verwendet. 5-HTP ist eine Aminosäure, die der Körper selbst aus der Aminosäure Tryptophan bildet, sie wird auch aus den Samen der Griffonia-Pflanze gewonnen.

5-HTP ist eine Vorläufersubstanz des Botenstoffs Serotonin. Wird es im Darm oder den Schleimhäuten im Mund aufgenommen, wandelt ein Enzym der Leber die Aminosäure in das wirksame Serotonin um. Dieses Enzym heißt Decaboxylase. 5-HTP gelangt aber auch direkt ins Gehirn, da es die Blut-Hirnschranke überwindet.

In Blutuntersuchungen konnte gezeigt werden, dass die Einnahme von 5-HTP einen Anstieg des Serotoninspiegels im Blut bewirkt. In zahlreichen Studien am Menschen fand man heraus, dass die Einnahme von 5-HTP die psychische Belastung durch Stress verringert. Zudem soll der Wirkstoff die Stimmung verbessern, weswegen er zur Behandlung von leichten Depressionen eingesetzt werden kann.

Da Serotonin eine Vorläufersubstanz des Schlaf-Botenstoffs Melatonin ist, wird 5-HTP aus Griffonia auch bei Schlafbeschwerden eingesetzt. In mehreren kleinen Studien am Menschen wurde offengelegt, dass 5-HTP die Tiefschlafphase und die Schlafqualität verbessert. Auch die Schlafdauer verlängerte sich um bis zu zwei Stunden.

5-HTP aus Griffonia ist in Deutschland bislang ausschließlich als Nahrungsergänzungsmittel erhältlich.

Einnahmeempfehlung

Die Tagesdosis beträgt 100–300 mg in 2–3 Einzeldosen. 5-HTP verursacht keine Müdigkeit. Die genaue Dosierung sollte von der Ärztin oder dem Arzt festgelegt werden. Die Einnahme sollte für höchstens drei Monate am Stück erfolgen, da bislang Langzeituntersuchungen zur Unbedenklichkeit fehlen.

Unerwünschte Wirkungen und Gegenanzeigen

Die häufigste Nebenwirkung von Griffonia (5-HTP) ist leichte Übelkeit. Auch Erbrechen und Durchfall sind möglich. 5-HTP sollte auch wegen der Wirkung auf den Serotoninspiegel nur unter ärztlicher Aufsicht eingenommen werden. Es besteht die Gefahr des Serotonin-Syndroms. Sollten Sie Medikamente gegen Depressionen oder ein Schmerzmittel aus der Gruppe der Opioide einnehmen, dürfen Sie wegen der Wirkung auf den Serotoninspiegel kein 5-HTP ergänzen. Gleiches gilt, wenn Sie ein Migränemedikament aus der Gruppe der Triptane einnehmen, da sich beide Wirkstoffe gegenseitig behindern.

5-HTP aus Griffonia darf nicht zusammen mit S-Adenosylmethionin, Tryptophan und Safran eingenommen werden. Nehmen Sie kein 5-HTP ein, wenn Sie eine Erkrankung der Leber, der Nieren, des Magens, Darms und des Blutes haben. Sollten Sie Parkinson-Medikamente einnehmen, muss die Einnahme mit einer Ärztin oder einem Arzt abgesprochen sein.

Personen unter 18 Jahren, Schwangere und Stillende sollten kein 5-HTP einnehmen. Es fehlen Studien, die eine Unbedenklichkeit belegen.

Nahrungsergänzungsmittel mit 5-HTP aus Griffonia (Auswahl):

Griffonia 5-HTP (50 oder 100 mg) Kapseln Zein Pharma®
5-HTP 50 mg Kapseln Hecht-Pharma®
5-HTP 200 mg Kapseln Vitamaze®

Vitalstoffe für Entspannung und guten Schlaf

Auch bestimmte Vitalstoffe können bei Ein- und Durchschlafschwierigkeiten helfen und deshalb bei einem gestörten Essverhalten versuchsweise eingesetzt werden. Magnesium mildert Krampfneigungen und Unruhe ab. Die Bildung des Schlafhormons Melatonin setzt ausreichend Magnesium und Vitamin B6 voraus. Melatonin ist, wie im Zusammenhang mit dem Night-Eating-Syndrom schon erwähnt, ein Hormon, das den Tag-Nachtrhythmus steuert. Das menschliche Gehirn bildet es überwiegend abends und nachts, um den Schlaf zu fördern. Die Aminosäure Tryptophan spielt als Vorstufe von Melatonin indirekt beim Schlaf-Wachrhythmus eine Rolle.

Ein Vitalstoffmangel sollte auf jeden Fall vermieden werden. Die angegebenen Präparate sind Beispiele, die sich aus meiner Sicht bewährt haben. Weiterführende Informationen oder Präparate erhalten Sie in der Apotheke.

Magnesium zur Bildung von Melatonin

Magnesium ist ein lebenswichtiger Mineralstoff und muss über die Nahrung zugeführt werden. Er kommt reichlich in Produkten aus Vollkorngetreide wie Haferflocken, Weizenkleie, Vollkornbrot und Vollkornnudeln vor. Auch verschiedene Nüsse und Kerne speichern viel Magnesium, darunter Cashew-, Erd- und Walnüsse sowie Kürbiskerne und Mandeln. Gemüse, Hülsenfrüchte, Obst, Fisch und Fleisch tragen ebenfalls zur Magnesiumversorgung bei. Eine weitere Magnesiumquelle kann Mineralwasser sein. Es darf die Bezeichnung „magnesiumhaltig" tragen, wenn es mindestens 50 mg Magnesium pro Liter enthält.

Der Körper braucht Magnesium für die Funktion von mehr als 300 Enzymen, darunter befindet sich auch ein Enzym, das zur Melatoninbildung gebraucht wird. Ein Mangel an Magnesium kann die Melatoninbildung beeinträchtigen, was zu Ein- und Durchschlafproblemen führen und einen verschobenen Schlaf-Wachrhythmus begünstigen kann. Eine klinische Studie legte offen, dass die Einnahme von täglich 500 mg Magnesium zu einer Anhebung des Melatoninspiegels und einer verbesserten Schlafqualität führt. Zudem steigerte sich die Länge der Schlafzeiten. In der Vergleichsgruppe, die ein Scheinmedikament eingenommen hatte, kam es zu keinen Verbesserungen.

Eine weitere wichtige Aufgabe von Magnesium ist die entspannungsfördernde und entkrampfende Wirkung. Bei einem Mangel entspannen die Muskeln nicht mehr: Muskelzittern und Muskelkrämpfe sind die Folge. Für den gesunden Schlaf ist Magnesium zudem wichtig, weil es für die Funktionen von Nerven unerlässlich ist. Es beeinflusst alle Aktivitäten des Zentralnervensystems, die Gehirnwellen und die Stimmung. Fehlt Magnesium, kommt es zu Übererregbarkeit und depressiven Verstimmungen.

Die Magnesiumversorgung wird im Blut bestimmt, am genausten im Vollblut, da die roten Blutkörperchen (Erythrozyten) dreimal so viel

Magnesium speichern wie die Blutflüssigkeit (Blutserum). Die Normal-werte im Vollblut betragen 1,38–1,50 mmol/l (Millimol pro Liter). Liegt der Magnesiumwert unter 1,38 mmol/l, besteht ein Mangel. Eine Bestimmung des Magnesiumstatus über den Urin ist auch möglich, aber sehr aufwendig, da der Urin über 24 Stunden gesammelt werden muss.

Je nach Alter und Geschlecht brauchen Menschen unterschiedliche Mengen Magnesium. Bei erwachsenen Frauen sind es 300–350 mg täglich, Männer benötigen im Schnitt 400 mg Magnesium pro Tag. Der Bedarf kann außerdem durch diverse Einflüsse steigen, etwa durch Sport (bzw. Schwit-zen) oder Medikamente wie z. B. Entwässerungsmedikamente (Diuretika), Säureblocker (Protonenpumpenhemmer), die Antibabypille und Cortison.

Ein leichter Magnesiummangel kann durch den Verzehr magnesium-reicher Lebensmittel behoben werden. Wenn dies nicht ausreicht, können zusätzlich Magnesiumpräparate eingenommen werden.

Einnahmeempfehlung

Die tägliche Dosierung beträgt je nach Beschwerdebild und Mangel 300–600 mg. Spätestens nach viermonatiger Einnahme sollte der Ma-gnesiumstatus im Blut erneut geprüft werden.

Der Mineralstoff Magnesium kommt in unterschiedlichen Verbin-dungen vor. Sie haben zum Teil verschiedene Wirkungen. Zur Ent-spannungsförderung ist die Verbindung Magnesiumcitrat am besten geeignet. Auch Magnesiumtautrat ist empfehlenswert.

Nebenwirkungen, Gegenanzeigen und Wechselwirkungen

Ab einer Dosierung von 300 mg kann Magnesium abführend wirken. Menschen, die an einer Nierenschwäche leiden, sollten magnesium-haltige Nahrungsergänzungsmittel nur nach Absprache mit der Ärz-tin oder dem Arzt einnehmen. Schwache Nieren können überschüs-siges Magnesium möglicherweise nicht ausscheiden, sodass es zu einer Erhöhung der Blutwerte kommt.

Bei schweren Herzrhythmusstörungen darf Magnesium nicht in hohen Dosierungen eingenommen und nicht über die Vene in die Blutbahn gespritzt werden. Nehmen Sie Magnesium zwei Stunden nach der Einnahme eines Osteoporosemedikaments oder Antibiotikums ein. Es kann die Wirkung der Arzneimittel herabsetzen.

Magnesiumpräparate (Auswahl)
Magnesium Verla Dragees, Brausetabletten oder Konzentrat
Magnesium Diasporal® 400 extra direkt
Biolectra® Magnesium 300 Kapseln
Magnesium ratiopharm 300 mg Micro Pellets

Vitamin B6 für die Bildung von Nervenbotenstoffen

Vitamin B6 (Pyridoxin) ist ein essenzielles Vitamin. Das heißt, dass es über die Nahrung zugeführt werden muss, der Körper kann Vitamin B6 nicht selber herstellen. Vitamin B6-reiche Lebensmittel sind Fisch und Fleisch. Der Bedarf kann aber auch über pflanzliche Lebensmittel gedeckt werden, z. B. kommt das Vitamin reichlich in Avocado, Rosenkohl, grünen Bohnen, Feldsalat, Bananen, Walnüssen und Erdnüssen vor.

Vitamin B6 ist für die Bildung von Botenstoffen des Nervensystems unerlässlich. Zu seinen wichtigen Wirkungen gehören die Herstellung des Hormons Serotonin aus der Aminosäure Tryptophan. Auch andere Botenstoffe wie Noradrenalin, Dopamin und GABA (Gamma-Aminobuttersäure) sind auf Vitamin B6 angewiesen.

Eine Ernährungsweise, die reich an Vitamin B6 ist, kann bei Schlafbeschwerden möglicherweise helfen, weil Serotonin der Grundstoff für das Schlafhormon Melatonin ist. Steigt der Vitamin B6-Spiegel im Blut an, erhöht sich auch die Melatoninmenge. Eine klinische Studie zeigte, dass die Schlafqualität bei einer zu geringen Vitamin B6-Aufnahme beeinträchtigt ist.

Ob die Versorgung mit Vitamin B6 ausreicht, wird anhand der aktiven Form im Vollblut oder in der Blutflüssigkeit (Plasma) durch den sogenannten PLP-Wert ermittelt. Der Normalwert PLP (Pyridoxal-5-phosphat) im Vollblut beträgt 11,3–22,5 µg/l (Mikrogramm pro Liter), im Plasma 3,3–9,2 µg/l.

Der tägliche Bedarf an Vitamin B6 ist vom Geschlecht, dem Alter und der Lebenssituation abhängig. Frauen brauchen täglich 1,4 mg Vitamin B6, Männer 1,6 mg.

Mangelgefährdet sind Menschen mit entzündlichen Darmerkrankungen, Nierenkrankheiten wie Nierenschwäche sowie alkoholkranke Menschen. Entwässerungsmedikamente wie Schleifendiuretika, kaliumsparende Diuretika und Thiazide können die Ausscheidung von Vitamin B6 steigern. Zudem kann der Bedarf an Vitamin B6 durch Einnahme der Antibabypille erhöht sein.

Reicht eine Vitamin B6-betonte Ernährungsweise nicht aus, kann der Mikronährstoff in Form von Präparaten ergänzt werden, evtl. auch in Kombination mit anderen B-Vitaminen. B-Vitamine sind generell wichtig für das Nervensystem.

Einnahmeempfehlung

Die tägliche Dosis für Vitamin B6 legt die Ärztin oder der Arzt fest. Sie beträgt bei Schlafbeschwerden 2–5 mg täglich. Die Vitamin B6-Menge in Präparaten ist allerdings oft höher als die empfohlene Menge zur Ergänzung. Sprechen Sie Ihren Arzt oder die Apothekerin zu den Zeitabständen der Einnahme an.

Gegenanzeigen

In der Schwangerschaft und Stillzeit sollte die Einnahme von Vitamin B6 mit der Ärztin/dem Arzt abgesprochen sein und nur bei einem echten Mangel erfolgen.

Präparate mit Vitamin B6 (Auswahl)

- **Arzneimittel:** Vitamin B6 Hevert® 100 mg Tabletten, Vitamin B6-rationpharm® 40 mg Tabletten, Vitamin B6 20 mg Jenapharm® Tabletten
- **Arzneimittel (Kombinationspräparate):** Neuro-Ratiopharm® Filmtabletten (Vitamin B1 und B6), Vitamin B-Komplex forte Hevert® (Vitamin B1, B6 und B12)
- **Nahrungsergänzung (Kombinationspräparate):** Vitamin B-Loges® komplett Tabletten, Doppelherz aktiv B-Komplex + Folsäure Tabletten, Vitamin B Lichtenstein kombi Dragees Zentiva

Tryptophan für die Bildung von Melatonin

Tryptophan ist eine essenzielle und lebensnotwendige Aminosäure (Eiweißbaustein), die mit der Nahrung aufgenommen werden muss. Viele naturbelassene, eiweißreiche Lebensmittel tragen zur gesunden Tryptophanversorgung bei, darunter Hühnereier, Hülsenfrüchte, Vollkorngetreide, Nüsse, Käse, Fisch und Fleisch.

Neben der Neubildung von Eiweißen in den Zellen erfüllt Tryptophan als Vorstufe der Botenstoffe Serotonin und Melatonin wichtige Rollen im Zentralnervensystem. Im engeren Sinne trägt Tryptophan zur Regulierung der Stimmungslage, des Schlaf-Wachrhythmus, der Stresstoleranz und der Appetitkontrolle bei. Ein verringertes Sättigungsgefühl, Heißhunger auf kohlenhydrathaltige Lebensmitteln wie Süßigkeiten, Stimmungsschwankungen, depressive Verstimmungen sowie Ein- und Durchschlafschwierigkeiten können z. B. durch einen Tryptophanmangel entstehen.

Damit aus Tryptophan die Botenstoffe Serotonin und Melatonin hergestellt werden können, ist eine ausreichende Versorgung mit Vitamin B6 notwendig. Wichtig zu wissen ist, dass eine eiweißreiche Ernährungsweise einen Tryptophanmangel begünstigt.

In klinischen Studien mit Teilnehmern, die sich sehr tryptophanarm ernährten, zeigte sich, dass sie nachts häufiger aufwachten. Als wissenschaftlich belegt gilt auch, dass Menschen mit seelischen Problemen schlecht schlafen, wenn ihr Tryptophanspiegel im Blut zu gering ist. Zudem neigen sie häufiger zu Kopfschmerzen und Migräne.

Die Tryptophanversorgung lässt sich indirekt durch den Serotoninspiegel im Blut messen. Die Normalwerte liegen bei 100–400 ng/ml (Nanogramm pro Milliliter). Ein Serotoninmangel liegt ab ca. 75 ng/ml Blut vor.

Gesunde Erwachsene benötigen rund 3 mg Tryptophan pro Kilogramm Körpergewicht: Eine Frau, die 70 kg wiegt, braucht demnach 210 mg Tryptophan täglich. Diese Menge ist beispielsweise in einem Hühnerei (60 g) und 2–3 EL Haferflocken (40 g) enthalten.

Neben emotionalem, beruflichem und körperlichem Stress können aggressive Stickstoff-Radikale (nitrosativer Stress) und eine Fruktoseintoleranz (Lebensmittelunverträglichkeit) das Risiko einer Tryptophan-Unterversorgung erhöhen. Im Normalfall wird die Tryptophanversorgung über eine ausgewogene Ernährung gewährleistet.

Einnahmeempfehlung

Bei einem leichten Mangel können 1000 mg Tryptophan in Form von Präparaten ergänzt werden. Bitte sprechen Sie die Einnahme vorab mit Ihrer Ärztin/ Ihrem Arzt ab.

Die Einnahme von Tryptophan sollte bei regelmäßiger Anwendung in Intervallen erfolgen, z. B. kann die Ergänzung für vier Wochen erfolgen, danach sollte eine vierwöchige Einnahmepause folgen. Anschließend kann die Ergänzung fortgesetzt werden.

Gegenanzeigen und Wechselwirkungen

Wenn Sie Antidepressiva aus der Gruppe der Serotonin-Wiederaufnahmehemmer einnehmen, sollten Sie mit Ihrer Ärztin/ Ihrem Arzt besprechen, ob die Einnahme von Tryptophan für Sie geeignet ist. Zuviel Tryptophan kann zum Serotonin-Syndrom führen, bei dem sich die Depression stark verschlechtern kann. Auch bei entzündlichen Erkrankungen des Stoffwechsels und des Herz-Kreislaufsystems sollte vor der Einnahme Rücksprache mit der Ärztin/ dem Arzt gehalten werden. Es ist derzeit nicht ganz klar, ob Tryptophan negative Wirkungen auf die Erkrankungen ausübt. Vorsicht geboten ist bei der Einnahme vom Medikamentenwirkstoff Dextromethorphan gegen Reizhusten.

Ohne eine ärztliche Empfehlung sollte kein Tryptophan bei Entzündungen, dauerhaften Infekten, Allergien und bei Krebserkrankungen eingenommen werden.

Auch nach Schlaganfällen, bei gefäßbedingter Demenz, Alzheimer, Epilepsie, Multipler Sklerose und Parkinson darf Tryptophan nur unter ärztlicher Aufsicht eingenommen werden.

In der Schwangerschaft und Stillzeit sollte die Einnahme von Tryptophan wegen fehlender Unbedenklichkeitsuntersuchungen nur in begründeten Fällen und nur nach Absprache mit der Ärztin/ dem Arzt erfolgen.

Präparate mit Tryptophan (Auswahl)

- **Arzneimittel:** Kalma® 500 mg Filmtabletten (Stada)
- **Nahrungsergänzungsmittel:** L-Tryptophan 500 mg Kapseln Zein Pharma®, Vitamaze® L-Tryptophan 500 mg Kapseln

Etwa bis zum 30. Lebensjahr bauen Menschen Knochensubstanz auf. Zu den wichtigsten Nährstoffen für die Knochen gehören Vitamin D und Kalzium. Wird bis zum 30. Lebensjahr zu wenig Kalzium in die Knochen eingelagert, steigt das Risiko für Knochenschwund (Osteoporose) im höheren Erwachsenenalter stark an. Da Magersucht und Bulimie besonders Jugendliche und junge Frauen im Alter unter 30 Jahren betreffen, haben Betroffene ein besonders hohes Risiko für Osteoporose im höheren Lebensalter. Auch stark übergewichtige Menschen mit Binge-Eating-Verhalten haben ein erhöhtes Risiko. Das liegt am fettlöslichen Vitamin D. Verteilt es sich im Fettgewebe, steht es für die Versorgung des Körpers nicht ausreichend zur Verfügung. Eine Ergänzung von Vitamin D und Kalzium kann daher bei einem gestörten Essverhalten sinnvoll sein, um Folgeschäden zu vermeiden.

Der Nährstoffmangel kann zu Haarausfall, trockener Haut und rissigen Nägeln führen. Auch Herzrhythmusstörungen und Herzmuskelschwäche sind mögliche Folgen eines Nährstoffmangels, die immer von einer Ärztin oder einem Arzt diagnostiziert und behandelt werden müssen. In einigen Fällen kann es dann sinnvoll sein, Mikronährstoffe in Form von Nahrungsergänzungsmitteln einzunehmen.

Bitte lassen Sie vor der Einnahme eines Präparates beim Arzt untersuchen, ob ein Mangel vorliegt bzw. welche Mikronährstoffe ergänzt werden sollen. Ausnahmen bestehen bei Folsäure und Jod, da diese Mikronährstoffe generell in der täglichen Ernährung von Menschen in Deutschland fehlen. Beide Mikronährstoffe können mit jodiertem und floriertem Speisesalz ergänzt werden. In Absprache mit der Ärztin oder dem Arzt können zudem vorübergehend Präparate mit B-Vitaminen, Vitamin D, Kalzium, Kalium, Eisen und Magnesium ergänzt werden.

Kalzium für starke Knochen bis ins hohe Alter

Kalzium ist ein essenzielles und lebenswichtiges Mineral, das über die Nahrung zugeführt werden muss. Es kommt reichlich in Milch, Milchprodukten, grünem Gemüse wie Brokkoli und Grünkohl, in Tofu und in kalziumreichem Mineralwasser vor.

Kalzium ist für die Gesundheit der Knochen und Zähne von großer Bedeutung. Dort wird der Mineralstoff eingelagert und fördert die Festigkeit und Steifheit der Gewebe. Weiterhin ist Kalzium eine Puffersubstanz und spielt im Säure-Basenhaushalt ebenso wie in der Regulation bestimmter Hormone eine wichtige Rolle. Knochen und Zähne sind gleichzeitig aktive Speicher: Ist die Kalziumkonzentration im Blut zu gering, wird das Mineral aus den Knochen und Zähnen herausgelöst.

Die maximale Knochendichte ist zwischen dem 25. und dem 30. Lebensjahr erreicht. Ernährung, Sport und ein gesunder Lebensstil können die Knochendichte erhalten. Wenn aber Kalzium über einen längeren Zeitraum fehlt, steigt die Gefahr der Osteoporose. Ein Kalziummangel ist in jedem Alter problematisch, denn der Abbau der Knochensubstanz verläuft schleichend und oft lange Zeit unerkannt. Erschwerend kommt hinzu, dass bei vielen Mädchen und Frauen mit Magersucht oder Bulimie ein Östrogenmangel besteht. Östrogen fördert den Knochenaufbau.

Der Kalziumspiegel im Blut (normalerweise 2,2–2,65 mmol/l Blutplasma) liefert keine Auskunft über die Knochengesundheit. Ein erhöhter Kalziumspiegel kann die Folge einer erhöhten Kalziumfreisetzung aus den Knochen sein, die z. B. als Folge einer Schilddrüsenüberfunktion oder durch die Einnahme von Entwässerungsmedikamenten (Diuretika) auftritt. Über die Festigkeit der Knochen liefert eine Knochendichtemessung (Osteodensitometrie) Auskunft.

Der tägliche Kalziumbedarf ist vom Alter abhängig. Der Bedarf bei Kindern ist gestaffelt:

4–7 Jahre: 750 mg/Tag

7–10 Jahre: 900 mg/Tag

10–13 Jahre: 1100 mg/Tag

13–19 Jahre: 1200 mg/Tag

Im Erwachsenenalter sinkt der Bedarf leicht ab und beträgt 1000 mg/ Tag. 1000 g Kalzium sind z. B. in 300 g Quark, 2 Scheiben (60 g) Schnittkäse oder 200 g Brokkoli enthalten.

Bei Kindern und Jugendlichen ist die tägliche Kalziumzufuhr in der Regel grenzwertig oder zu niedrig: Laut der Nationalen Verzehrstudie II liegt sie im Durchschnitt bei 740–800 mg/Tag und somit unterhalb der empfohlenen Zufuhrmenge.

Einnahmeempfehlung

Um einem vorzeitigen Knochenabbau vorzubeugen, ist es für Menschen mit Magersucht sinnvoll und empfehlenswert, täglich 500–1000 mg Kalzium zu ergänzen. Bei Bulimie und Binge-Eating sollte eine Ergänzung immer im Einzelfall entschieden werden. Die geeignete Dosierung legt die Ärztin/ der Arzt fest.

Wechselwirkungen und Gegenanzeigen

Folgende Medikamente sollen nicht zusammen mit Kalzium eingenommen werden: Antibiotika wie Tetracyclin und Cefurax, das Schilddrüsenhormon L-Thyroxin sowie Bisphosphonate, die in der Osteoporose-Therapie eingesetzt werden. Kalzium setzt die Wirksamkeit dieser Medikamente bei gleichzeitiger Einnahme herab, weswegen zwischen den Einnahmen mindestens 30 Minuten liegen sollten. Bei der Einnahme von Entwässerungsmedikamenten aus der Gruppe der Thiazide ist Rücksprache mit dem Arzt notwendig, da Thiazide den Kalziumspiegel im Blut steigern. Menschen mit einer Niereninsuffizienz sollen die Kalziumdosierung auf jeden Fall mit dem Arzt absprechen, da sie den Mineralstoff nicht richtig ausscheiden können.

Auch bei Nierensteinen sollte eine Rücksprache mit der Ärztin/ dem Arzt gehalten werden, da Kalzium die Bildung neuer Nierensteine fördern kann.

Präparate mit Kalzium (Auswahl)

- **Arzneimittel:** Kalzium Verla® Tabletten 600 mg, Kalzium-Sandoz® forte 500 mg Brausetabletten, Frubiase® Kalzium Trinkampullen 350 mg/500 mg
- **Arzneimittel (Kombinationspräparate):** Kalzium Sandoz® D Osteo Kautabletten (Kalzium und Vitamin D)
- **Nahrungsergänzung (Kombinationspräparate):** Vigantolvit® Filmtabletten (Kalzium, Vitamin D und Vitamin K), Calcimagon D3 (Kalzium und Vitamin D)

Vitamin D: Der Schlüssel fürs Kalzium

Vitamin D kann vom Körper durch Sonnenstrahlen gebildet und über die Nahrung aufgenommen werden. Es wird zu den fettlöslichen Vitaminen gezählt, ist aber genau genommen eine Hormonvorstufe. Zu den besten Vitamin D-Quellen gehören fettreiche Fische wie Hering, Aal, Lachs und Sardinen. Auch bestimmte pflanzliche Lebensmittel enthalten Vitamin D, allerdings in weit geringeren Mengen: 2 kg Champignons enthalten in etwa so viel Vitamin D wie 100 g Lachs.

Vitamin D ist für starke Knochen unerlässlich. Es steigert die Aufnahme von Kalzium im Darm und stellt den Mineralstoff den Knochen so zur Verfügung. Zudem spielt es für die Bildung von Insulin, Schilddrüsenhormonen und Abwehrzellen eine Rolle und ist an der Zellteilung und der Funktion aller Muskelzellen beteiligt.

Ist im Sommer die Zeit der Sommersonnenwende gekommen und der Himmel wolkenlos, ist die Sonnenstrahlung am höchsten. Dann könnten täglich bis zu 20 000 Internationale Einheiten (50 Mikrogramm)

Vitamin D in der Haut gebildet werden. Wolken, Kleidung, Schatten, Fenster und Sonnencreme vermindern die Bildung.

Im Winter ist die Strahlung um ein Vielfaches geringer, und selbst bei langen Winterspaziergängen wird nur sehr wenig Vitamin D gebildet.

Achtung: Fehlender Sonnenschutz erhöht die Gefahr für Sonnenbrand und Hautkrebs.

Die Versorgung mit Vitamin D ist in Deutschland generell nicht ausreichend, etwa ein Drittel der Deutschen hat einen nachweislichen Mangel. Adipöse Menschen haben besonders häufig einen zu niedrigen Vitamin D-Spiegel im Blut. Da Binge-Eater oftmals adipös sind, sollten sie die Versorgung regelmäßig prüfen lassen. Grund für den häufigen Vitamin D-Mangel ist die Fettlöslichkeit des Vitamins. Es verteilt sich im Fettgewebe und fehlt für die Versorgung des Körpers.

Auch bei Menschen mit Magersucht und Bulimie kann sich dieses Defizit besonders negativ auswirken. Durch die geringe Nahrungszufuhr fehlt Kalzium. Besteht zusätzlich ein Mangel an Vitamin D, wird die ohnehin schon geringe Kalziummenge noch schlechter aufgenommen, sodass das Risiko für Osteoporose steigt. Ein Mangel an Vitamin D kann zudem die Anfälligkeit für Infekte wie Erkältungen und Blasenentzündungen steigern.

Die Versorgung mit Vitamin D wird im Blutserum gemessen (Blutflüssigkeit ohne Gerinnungsfaktoren). Der Wert kann in zwei Maßeinheiten (Nanogramm pro Milliliter oder Nanomol pro Liter) angegeben werden.

Tabelle 5: Vitamin D-Status im Blut

	Vitamin D in Nanogramm pro Milliliter im Serum	Vitamin D in Nanomol pro Liter im Serum
Schwerer Mangel	< 12	< 30
Mangel	12–20	30–50
Grenzwertig	20–30	50–75
Normal bis optimal	30–50	75–125
Oberer Normalwert	50–70	125–175

Der tägliche Bedarf an Vitamin D wird in Milligramm oder in Internationalen Einheiten (IE) angegeben. Die Deutsche Gesellschaft für Ernährung schätzt den Tagesbedarf ab dem ersten Lebensjahr bis ins Seniorenalter auf 20 Mikrogramm pro Tag. 20 Mikrogramm entsprechen 800 IE.

Reicht eine Vitamin D-betonte Ernährungsweise nicht aus, kann der Mikronährstoff in Form von Präparaten ergänzt werden, evtl. auch in Kombination mit Kalzium und Vitamin K. Vitamin K wird für die Bildung, den Umbau und die Reparatur von Knochen gebraucht und kommt vor allem in Gemüse vor.

Vor einer Ergänzung mit Vitamin D sollte eine Blutuntersuchung durch die Ärztin/ den Arzt erfolgen.

Wechselwirkungen und Gegenanzeigen

Bei Einnahme von Entwässerungsmedikamenten (Diuretika) aus der Gruppe der Thiazide soll Vitamin D nur ergänzt werden, wenn Ihre Ärztin/ Ihr Arzt die Kalziumwerte im Blut regelmäßig misst. Vitamin D erhöht bei Thiaziden die Aufnahme von Kalzium ins Blut. Dadurch kann sich Kalzium übermäßig im Körper anreichern.

Bei Nierenkrankheiten, Nierensteinen und Morbus Boeck (Sarkoidose) darf Vitamin D nur in Absprache mit einer Ärztin oder einem Arzt und regelmäßiger Kontrolle der Nierenwerte ergänzt werden.

Präparate mit Vitamin D (Auswahl)

- **Arzneimittel:** Vigantol® 1000 I.E. Vitamin D3, Vitamin D3 1000 I.E. Hevert® Tabletten, Vitamin D-Sandoz® 1000 I.E. Tabletten
- **Nahrungsergänzungsmittel:** Dr. Jacob's® Vitamin D3 Öl Tropfen, D-form® 1000 liquid

Besonderheiten bei Magersucht

Bei Menschen mit Magersucht hat das niedrige Körpergewicht eine ganze Reihe von körperlichen, geistigen und sozialen Folgen. Eine Mangelernährung ist eine dieser Folgen, die sich z. B. durch Haarausfall zeigt. Häufig treten zudem Symptome wie ein niedriger Herzschlag, niedriger Blutdruck, ständiges Frieren (auch im Sommer), Schwindel und Blasenschwäche auf.

Wichtiger Hinweis
Im Folgenden finden Sie eine Auswahl an Maßnahmen, die zur Linderung der Symptome beitragen sollen. Bitte wenden Sie dieses Wissen mit Bedacht an. Da Sie dieses Buch in den Händen halten und sich aktiv mit Ihrer Erkrankung und den Behandlungsmöglichkeiten beschäftigen, gehe ich davon aus, dass Sie Ihre Krankheit überwinden wollen und sich im Genesungsprozess befinden. Bitte setzen Sie das nachfolgende Wissen nicht missbräuchlich ein und keinesfalls, um das niedrige Körpergewicht beizubehalten oder es womöglich noch weiter zu senken.

Pflanzenextrakte gegen Schwindel und zu niedrigen Blutdruck

Der Gewichtsverlust und die damit einhergehende Abnahme der Muskelmasse und des vor Kälte schützenden Fettgewebes führt zu einem niedrigen Blutdruck, der mit Schwindel einhergehen kann. Zubereitungen aus Rosmarin haben sich bewährt, um das Herz-Kreislaufsystem zu stärken.

Teezubereitung aus Rosmarin

2 g (1 TL) getrocknete Rosmarinblätter (Apothekenqualität) mit 150 ml heißem Wasser übergießen. Den Tee 15 Minuten zugedeckt ziehen lassen, dann abfiltern. Im Tagesverlauf 3 Tassen Rosmarintee trinken.

Vollbad mit Rosmarin

50 g getrocknete Rosmarinblätter (Apothekenqualität) mit 1 Liter kaltem Wasser ansetzen und auf dem Herd zum Kochen bringen. Den Topf vom Herd nehmen und die Mischung 20–30 Minuten zugedeckt ziehen lassen. Zwischenzeitlich Wasser in die Badewanne einlaufen lassen. Die Blätter abfiltern und den Sud ins Badewasser geben. Bei 37 °C Wassertemperatur 20 Minuten baden.

Extrakte bei Blasenschwäche und Reizblase

Das zu niedrige Körpergewicht führt auf Dauer zu einer Abnahme der Muskulatur – auch im Bereich der Harnwege. Die Folgen sind ständiger Harndrang und Probleme beim Wasserhalten. Um den Symptomen entgegenzuwirken, können Sie täglich 10 g Kürbiskerne knabbern. Da nicht jede Kürbissorte medizinische Wirkungen hat, sollten Sie ausschließlich auf die Kerne der Spezialzüchtung Cucurbita pepo L. convar. citrullinina GREB. var. styriaca GREB. zurückgreifen, die Sie in Apotheken erhalten. Sie können die Kerne pur oder im Müsli, Joghurt, Salat oder in der Suppe essen.

Tee aus Goldrutenkraut ist zur Durchspülungstherapie bei Blasenbeschwerden bewährt. Die Queckwurzel kommt ebenfalls zur Durchspülung und Kräftigung der Blasenmuskulatur zum Einsatz.

Teezubereitung aus Goldrutenkraut

2–3 g (1–2 TL) Goldrutenkraut (Apothekenqualität) mit 150 ml heißem Wasser übergießen und 20 Minuten zugedeckt ziehen lassen, danach abfiltern. Im Tagesverlauf 3–4 Tassen trinken.

Teezubereitung aus Queckenwurzel
3 g (1 TL) Queckenwurzelstock (Apothekenqualität) mit 150 ml heißem Wasser übergießen, zudecken und 15 Minuten ziehen lassen, danach abfiltern. Im Tagesverlauf 2–4 Tassen trinken.

Ergänzung von Vitalstoffen

Eine zu geringe Nährstoffaufnahme führt mit der Zeit zu spür- und sichtbarer Mangelernährung. Häufige Zeichen sind Müdigkeit, Blutarmut (Anämie), Haarausfall, trockene Haut und brüchige Nägel. Sie können auf einen Eisen- und/oder Zinkmangel hindeuten, der von einer Ärztin oder einem Arzt abgeklärt und dann entsprechend behandelt werden sollte.

Neben einem Mangel an einzelnen Nährstoffen ist auch ein generalisierter Nährstoffmangel möglich, der ebenfalls medizinisch behandelt werden muss. Hierfür stehen Kombinationspräparate zur Verfügung, die die wichtigen Nährstoffe enthalten.

Zusätzlich kann die Ärztin oder der Arzt eine Verordnung für eine Ernährungsberatung ausstellen, damit Sie sich zu vitalstoffreichen Lebensmitteln schulen lassen und diese zukünftig in Ihren Ernährungsalltag integrieren können.

Besonderheiten bei Bulimie

Auf Dauer führen die bei Bulimie nach den Essanfällen durchgeführten Gegenmaßnahmen wie Erbrechen oder Abführmittelmissbrauch zu Schmerzen, Entzündungen, Elektrolyt- und Nährstoffmangel, bei denen die Naturheilkunde unterstützend heilsam sein kann.

Wichtiger Hinweis
Da Sie sich Ihrer Erkrankung bewusst sind, und sich dazu entschlossen haben, die Bulimie zu überwinden, stelle ich Ihnen einige Mittel

aus der Naturheilkunde vor, die dabei helfen können, die Symptome und Folgen durch die Essanfälle und Gegenmaßnahmen kurzzeitig zu lindern. Bitte setzen Sie dieses Wissen umsichtig ein und verwenden es ausschließlich dazu, Ihren Genesungsprozess aktiv zu unterstützen.

Schmerzlindernde und entzündungshemmende Extrakte

Um die Schmerzen und leichte Entzündungen im Magen, in der Speiseröhre und im Rachenraum abzumildern, können Lutschpastillen aus Isländisch Moos helfen, die Sie in der Apotheke, im Reformhaus und in Drogerien erhalten. Auch bestimmte Heilpflanzen können die Reizungen abmildern: Tees aus Eibischwurzel, Malvenblüten und Malvenblättern enthalten Schleimstoffe, die die Abheilung fördern können.

Teezubereitung aus Eibischwurzel
2 g (1 TL) Eibischwurzel (Apothekenqualität) mit 150 ml kaltem Wasser übergießen, 30 Minuten zugedeckt ziehen lassen, danach abfiltern. Den Tee kalt trinken oder erwärmen, bis er lauwarm ist (nicht kochen, da die Schleimstoffe sonst zerstört werden). Im Tagesverlauf 3–5 Tassen trinken.

Teezubereitung aus Malvenblüten und Malvenblättern
1–2 g (1–2 TL) Malvenblüten oder 1,8 g (1 TL) Malvenblätter (Apothekenqualität) mit 150 ml heißem Wasser übergießen. Malvenblüten 10 Minuten, Malvenblätter 10–15 Minuten zugedeckt ziehen lassen, danach abfiltern. Im Tagesverlauf 2–3 Tassen trinken.

Schleimhautschützende Extrakte

Regelmäßiges Erbrechen schädigt die Haut am Mund und die Schleimhäute im Mund- und Rachenraum. Bei leichten Rissen in den Mundwinkeln und Entzündungen der Schleimhäute können Mundspülungen und Gurgellösungen mit gerbstoffhaltigen Heilpflanzen helfen. Gerbstoffe dichten verletzte Gewebe ab und fördern die Wundheilung. Sie können fertige Produkte aus der Apotheke oder der Drogerie, z. B. mit Ratanhia, anwenden oder eigene Hausmittel herstellen.

Gurgellösung aus Schwarztee
1 g (1 TL) schwarze Teeblätter mit 150 ml heißem Wasser übergießen, 10–12 Minuten zugedeckt ziehen lassen, danach abfiltern. Den Extrakt abkühlen lassen, bis er lauwarm ist. Mehrmals täglich damit gurgeln.

Mundspülung mit Eichenrinde
1 g (½ TL) getrocknete Eichenrinde (Apothekenqualität) mit 150 ml Wasser in einem Topf ansetzen, auf den Herd stellen und die Mischung kurz zum Kochen bringen. Topf vom Herd nehmen und zugedeckt 15 Minuten ziehen lassen. Die Rinde absieben und den Extrakt abkühlen lassen, bis er lauwarm ist. Den Mundraum mehrmals täglich spülen.

Wundheilungsfördernde Extrakte

Der Missbrauch von Abführmitteln und Einläufen fördert die Entstehung von Wunden am After. Heilpflanzen mit entzündungshemmender und abdichtender Wirkung fördern die Wundheilung.

Salben oder Zubereitungen für Sitzbäder mit Extrakten aus der Zaubernuss (Hamamelis) oder Kamille erhalten Sie in Apotheken. Alternativ können Sie ein Sitzbad auch zuhause herstellen. Bewährt haben sich die folgenden Heilpflanzenrezepte mit Hamamelis und Schafgarbe.

Sitzbad mit Hamamelisrinde

100 g getrocknete Hamamelisrinde (Apothekenqualität) mit 1 Liter Wasser in einem Topf ansetzen und die Mischung kurz zum Kochen bringen. Den Ansatz vom Herd nehmen, zugedeckt 10 Minuten ziehen lassen und absieben. Wasser in die Badewanne einlaufen lassen, bis sie etwa zu einem Viertel gefüllt ist (ca. 60 Liter), und den wässrigen Hamamelisextrakt dazugeben. Im Sitzbad 15–30 Minuten bei 37 °C Wassertemperatur baden.

Sitzbad mit Schafgarbenkraut

100 g getrocknetes Schafgarbenkraut (Apothekenqualität) mit 1 Liter heißem Wasser übergießen. Die Mischung zugedeckt 15 Minuten ziehen lassen, dann abfiltern. Wasser in die Badewanne einlaufen lassen, bis sie etwa zu einem Viertel gefüllt ist (ca. 60 Liter) und den Schafgarbenextrakt dazugeben. Im Sitzbad 15–20 Minuten bei 37 °C Wassertemperatur baden.

Lösung bei Elektrolytmangel

Erbrechen, Abführmittelmissbrauch und exzessiver Sport können einen schweren Mangel an lebenswichtigen Elektrolyten auslösen. Neben Fertigpräparaten, die in Apotheken erhältlich sind, hat sich das folgende Rezept bewährt.

Elektrolytlösung mit Orangensaft

¾ TL Kochsalz in 1 Liter Wasser auflösen, 150 ml Orangensaft einrühren und schluckweise trinken.

Mineralstoffe bei Haarausfall

Erzwungene kompensatorische Maßnahmen wie Erbrechen und Abführmittelmissbrauch begünstigen über die Zeit einen Mangel an Vitalstoffen wie Zink und Eisen. Fehlen sie, kann sich der Mangel durch Haarausfall, trockene Haut und brüchige Nägel äußern. Bei Symptomen kann die Ärztin oder der Arzt den Zink- und Eisenstatus im Blut überprüfen lassen und bei einem Mangel ein Präparat verordnen. Zusätzlich kann die Ärztin oder der Arzt eine Verordnung für eine Ernährungsberatung ausstellen, damit Sie sich zu zink- und eisenreichen Lebensmitteln schulen lassen und diese zukünftig in Ihren Ernährungsalltag integrieren können.

Besonderheiten bei Binge-Eating

Viele Menschen mit Binge-Eating-Verhalten werden durch ihr hohes Körpergewicht stigmatisiert oder gemobbt, nicht zuletzt, weil sie stark schwitzen. Hier gibt es schweißhemmende Extrakte aus Eichenrinden oder Walnussblättern, die als Kompresse oder Waschung helfen können. Beide Heilpflanzen erhalten Sie in der Apotheke oder im Reformhaus.

Schweißhemmende Kompresse mit Eichenrindenextrakt

2–3 g (1 geh. TL) getrocknete Eichenrinde (Apothekenqualität) mit 500 ml Wasser in einem Topf ansetzen und die Mischung kurz zum Kochen bringen. Topf vom Herd nehmen, zugedeckt 15 Minuten ziehen lassen, dann absieben und den Extrakt abkühlen lassen, bis er lauwarm ist. Eine Kompresse oder einen Waschlappen darin tränken, auswringen und auf die betroffene Hautstelle legen, z. B. unter den Achseln. Mindestens 15 Minuten einwirken lassen.

Schweißhemmende Waschung mit Walnussblätterextrakt

2–3 g (2 geh. TL) getrocknete Walnussblätter (Apothekenqualität) mit 250 ml kochendem Wasser überbrühen und zugedeckt 15 Minuten ruhen lassen, die Blätter absieben. Den Extrakt abkühlen lassen, bis er lauwarm ist. Einen Waschlappen oder ein kleines Handtuch darin tränken, leicht auswringen und die betroffene Körperpartie, z. B. das Gesicht, 2-mal täglich damit waschen.

Besonderheiten bei Night-Eating-Syndrom

Das Night-Eating-Syndrom kann durch hormonelle Verschiebungen begünstigt werden und so den Schlaf-Wachrhythmus, den Appetit und die Stimmung beeinflussen. Naturheilkundliche Therapien können helfen, begleitende Symptome wie Durchschlafschwierigkeiten, Leistungsabfall und Niedergeschlagenheit zu reduzieren. Hierzu stehen z. B. der Pflanzenstoff 5-Hydroxytryptophan (5 HTP) aus Griffonia und Extrakte aus Rosenwurz zur Verfügung.

5-HTP aus Griffonia soll nicht in Kombination mit anderen Medikamenten eingenommen werden, auch nicht mit anderen pflanzlichen Präparaten. Der Rosenwurz kann hingegen allein oder in Kombination mit anderen Medikamentenwirkstoffen wie z. B. Sertralin eingenommen werden. Die Einnahme sollte grundsätzlich unter ärztlicher Kontrolle stattfinden.

Für Menschen mit NES ist 5-HTP aus Griffonia auch deshalb eine unterstützende Behandlungsoption, weil niedrige Serotoninwerte im Blut zu mehr Appetit und Heißhunger führen. Zudem kann das Hunger- und Sättigungsgefühl durch zu wenig Serotonin im Blut negativ beeinflusst werden. In mehreren kleinen Studien bewirkte die Einnahme von 5-HTP, dass das Sättigungsgefühl schneller einsetzte und der Appetit besser kontrolliert werden konnte. Dadurch kam es zu einer Gewichtsreduktion. Studienteilnehmer, die ein Scheinmedikament eingenommen hatten, gaben an, keinen Unterschied beim Sättigungsempfinden zu verspüren. Näheres zu Griffonia und Rosenwurz finden Sie in Kapitel 3: Schlafbeschwerden.

Was Betroffene mit NES außerdem tun können

Um den gesunden Schlaf-Essensrhythmus zu fördern, ist eine angenehme Schlafumgebung von hoher Bedeutung. Dunkelheit beim Schlafen fördert die Ausschüttung des Hormons Melatonin: Je mehr Melatonin gebildet wird, desto höher ist die Wahrscheinlichkeit, dass Sie durchschlafen. Vermeiden Sie daher nach Möglichkeit, in Ihrem Schlafzimmer oder kurz vor dem Schlafengehen besonders starken Lichtquellen ausgesetzt zu sein.

Entspannungsübungen sind ein fester Bestandteil in der Therapie vom NES. Am besten ist die Wirksamkeit der progressiven Muskelentspannung untersucht. Um die Technik zu erlernen, können Sie beispielsweise einen angeleiteten Kurs in einer Bildungseinrichtung besuchen und die Übungen anschließend in Ihren Alltag integrieren (siehe auch S. 145–147).

Auch kann eine angeleitete Selbsthilfe in manchen Fällen helfen, die von Therapeuten betreut werden und auf den Elementen der kognitiven Verhaltenstherapie beruhen. Vielleicht ist es so möglich, das Syndrom ohne eine Psychotherapie und/ oder Arzneimittel zu überwinden.

Einigen Betroffenen helfen zudem positive Glaubenssätze, an die sie in Phasen von Heißhunger denken und im Geiste wiederholen. Beispiele für erfolgreiche Glaubenssätze von NES-Betroffenen sind:

- „Ich fühle mich zufrieden. Ich bin satt. Ich schlafe ein."
- „Ich bin stark. Der Kühlschrank bleibt verschlossen."
- „Ich fühle mich wohl. Ich bin müde. Ich schlafe bis 7 Uhr."

Besonderheiten bei Purging-Verhalten

Neben der ursächlichen Behandlung des Purging-Verhaltens gibt es verschiedene naturheilkundliche Therapien, die dabei helfen können, bestimmte auslösende Ursachen und begleitende Symptome der Purging-Störung abzumildern.

Treten leichte Stresssymptome und Schlafstörungen als „Begleiter" beim Purging-Verhalten auf, eignet sich der Hopfen sehr gut, der im Kapitel 3: Schlafbeschwerden vorgestellt wurde. Die Angst vor einer Gewichtszunahme oder der Gedanke, nicht anders zu können, als nach einem subjektiven Essanfall zu erbrechen oder ein Abführmittel einzunehmen, löst bei vielen Purging-Betroffenen Stress aus. Dieser kann sich durch Unruhe, Gereiztheit, Traurigkeit, Gedankenkreisen bis hin zu einem Gefühl der Verzweiflung äußern. Probleme beim Ein- und Durchschlafen können dann folgen. Gemildert werden diese Symptome durch die Flavonoide im Passionsblumenkraut, das in Kapitel 2: Unruhe, Angst und Depression beschrieben wurde.

Besonderheiten bei Ruminationsstörung

Menschen mit Ruminationsstörung können über die Zeit Probleme mit einer gereizten Schleimhaut des Magens bekommen. Um den Magen unterstützend zum EMG-Biofeedback-Training zu stärken und zu entlasten, ist das Süßholz gut geeignet (vgl. Pflanzenporträt in Kapitel 1: Sanfte Anregung der Verdauung mit Heilpflanzen). Durch das Wiederhochwürgen des Mageninhalts entsteht ein brennendes Gefühl. Denn dabei steigt auch die Magensäure mit hoch, die zu Verätzungen der Gewebe führen kann. Bei der Ruminationsstörung ist dies häufig der Fall. Aber auch bei Bulimie und dem Purging-Verhalten durch Erbrechen kann die Heilpflanze Linderung verschaffen.

Außer den bereits angesprochenen Therapien und Begleittherapien stehen für die Selbsthilfe eine Reihe von Hilfestellungen zur Verfügung, die sich in meiner Berufspraxis bewährt haben und solche, über die Betroffene positiv während ihres Klinikaufenthalts berichtet haben. Die Hinweise sind vor allem für Sie interessant, wenn Sie in der Therapie erste Schritte getan und schon Erfolge gehabt haben.

Studien zufolge hat etwa die Hälfte aller Magersucht-Betroffenen ein Leben lang mit der Erkrankung zu kämpfen. Situationen wie Feierlichkeiten mit Buffetessen, eine (spontane) Essenseinladung und die Sorge um das Gewicht und den Körper können emotionalen Stress auslösen. Vielleicht können die folgenden Ideen Ihren Alltag erleichtern.

Hilfestellungen für das Essen außer Haus

Wenn Sie es lange vermieden haben, außer Haus zu essen, kann es hilfreich sein, etwa im Restaurant oder am Buffet zunächst nur Lebensmittel zu wählen, die Sie kennen und sicher mögen. Das gibt Ihnen Sicherheit und kann verhindern, dass Sie in alte Denk- und Verhaltensmuster zurückfallen.

Essen außer Haus bedeutet für viele Menschen soziale Teilhabe und wird mit Lebensqualität assoziiert. Während einer stationären, teilstationären oder ambulanten Therapie haben Sie vermutlich gelernt, welche Portionsgrößen und Zeiten für die Mahlzeiten optimal für Sie sind, und Sie übertragen dieses Wissen auf Ihren Ernährungsalltag zuhause. Wenn Sie sich bereit dazu fühlen, können Sie es auch auf andere Bereiche Ihres Lebens zu übertragen, z. B. auf Restaurantbesuche. Oft werden solche Situationen während einer stationären oder teilstationären Therapie geübt. So wird der Grundstein für neue Rituale gelegt.

Bei Einladungen können sich Ihre gewohnten Essenszeiten verschieben. Gerade wenn Sie über einen längeren Zeitraum einen strikten Plan zu festen Zeiten beim Essen umgesetzt haben – was insbesondere bei Magersucht und Bulimie bei stationären und teilstationären Behandlungen umgesetzt wird –, wird es Ihnen vermutlich nicht leichtfallen, von dem Plan abzuweichen. Lassen Sie sich jedoch nicht verunsichern. Sie können Ihre gewohnten Essensmengen beibehalten und sich überlegen, wie Sie die gegessenen Speisen auf Ihre täglichen Mahlzeiten umverteilen würden.

Buffetessen

Der Spagat zwischen dem Wunsch an sozialer Teilhabe, z. B. Feierlichkeiten, Café- und Restaurantbesuche, und den mit dem Essen verbundenen Bedenken oder Ängsten ist für viele Menschen mit Essstörungen ein Kraftakt.

Wenn Sie etwa zu einer Feier eingeladen sind, bei der es Buffetessen gibt, dann nehmen Sie sich Zeit, um das Buffet in Ruhe anzusehen. Überlegen Sie sich, was Ihnen schmeckt oder worauf Sie Lust haben. Teilen Sie die Gerichte in Vor-, Haupt- und Nachspeisen ein. Wenn Sie sich stark verunsichert oder überfordert fühlen, dann teilen Sie das Buffet in zwei Gänge auf: Beim ersten Gang holen Sie sich die Vorspeise und das Hauptgericht, beim zweiten Gang die Nachspeise.

Restaurantbesuche

Während es am Buffet oft hektisch zugeht, ist im Restaurant vielleicht die Speisekarte sehr umfangreich, und die Auswahl fällt schwer. Zudem können die Portionsgrößen schwer eingeschätzt werden. Wenn Sie Einfluss auf die Auswahl des Restaurants nehmen können, überlegen Sie sich, welches Lokal bzw. welche Küche (italienisch, mexikanisch, asiatisch) Ihnen am ehesten zusagt.

Viele Restaurants stellen ihre Speisekarten auf ihrer Internetseite zur Ansicht zur Verfügung. Das kann Ihnen dabei helfen, eine Auswahl oder Vorauswahl zu treffen. Ist dies nicht der Fall, hören Sie in sich hinein und überlegen Folgendes:

- Auf was habe ich gerade Lust?
- Wie viel habe ich heute bereits gegessen?
- Kann ich die Menge der Gerichte einschätzen?

Hinweis für Menschen mit Magersucht
Ist die Portion kleiner als erwartet, dann gleichen Sie das Defizit mit einem Glas Obst- oder Gemüsesaft oder einem Stück Brot aus.

Informationen und Tipps für Angehörige und Nahestehende

Wenn Sie bemerken, dass Ihr Partner oder Ihre Partnerin, Ihr Kind, Enkelkind, Ihre Freundin oder Ihr Freund das Essverhalten verändert oder viel Gewicht verliert, dann sprechen Sie Ihre Gedanken, Gefühle und Sorgen aus. Vermeiden Sie Heimlichtuereien, aber formulieren Sie Ihre Botschaften in der Ich-Form, indem Sie beispielsweise sagen: „Ich habe den Eindruck, dass Du in letzter Zeit sehr wenig isst. Ich mache mir Sorgen um Dich." Eine Du-Botschaft wird oft als Vorwurf aufgefasst. Die Gefahr von ablehnenden Reaktionen ist dann größer. Vermeiden Sie also zu sagen: „Du isst zu wenig. Du bereitest mir Sorgen."

Zudem können Sie sich offen und verständnisvoll zeigen, indem Sie zuhören. Selbstverständlich können Sie auch kritische Fragen stellen, das Essverhalten, die Figur und das Gewicht sollten aber nicht alleiniger Gesprächsinhalt sein. Vorwürfe und Schuldzuweisungen sind manchmal eine Reaktion von Überforderung oder Angst. Sie sollten aber ebenso wie Warnungen und Drohungen vermieden werden, damit sich die/ der Betroffene nicht auf das gestörte Essverhalten reduziert fühlt. Trotz der Erkrankung möchte sie oder er als Mensch wahrgenommen werden und nicht als jemand mit einer Störung.

Geduld ist wichtig, aber mit Grenzen

Für die betroffene Person da zu sein, bedeutet manchmal, einen langen Atem zu haben. Denn ein Mensch mit Magersucht, Bulimie oder Binge-Eating muss dafür bereit sein, eine Therapie zu beginnen. Bis es soweit ist, dauert es lange, und es sind viele Gespräche notwendig, bis die betroffene Person dies selbst erkennt. Wichtig ist, dass Sie ihr oder ihm das Gefühl geben, dass Sie für sie da sind und sie nicht mit ihren Problemen allein lassen. Sie können beispielsweise Angebote zu Gesprächen machen und nachfragen. Gleichzeitig können Sie zu weiterführender Hilfe motivieren (nicht drängen), wie z. B. zu dem Besuch einer Beratungsstelle, eines Psychotherapeuten oder einer Ärztin. In diesem Zusammenhang können Sie auch bei der Informationssuche behilflich sein oder die betroffene Person begleiten, wenn sie diese Hilfe in Anspruch nehmen möchte. Es ist wichtig, schon kleine Erfolge wahrzunehmen und zu würdigen. So stärken Sie das Selbstvertrauen der/ des Erkrankten und können den Heilungsprozess fördern. Gleichzeitig ist es bedeutsam, positiven Geschehnissen ganz bewusst Raum zu geben. Die Essstörung ist zwar ein Teil des Lebens(abschnitts), aber eben nur ein Teil davon.

Achtung!
In sehr schwerwiegenden Fällen kann umgehende Hilfe notwendig sein. Ist die Erkrankung bereits fortgeschritten und macht Ihr Kind, Enkelkind, Ihre Freundin oder Ihr Freund einen schwerkranken Eindruck, dann sollten Sie nicht zögern, einen Notarzt zu rufen. Gleiches gilt auch, wenn sich die oder der Betroffene zu Selbsttötungsabsichten äußert oder Sie einen entsprechenden Verdacht haben.

Das Gespräch suchen und motivieren

Wenn Sie den Verdacht haben, dass Ihre Partnerin/ Ihr Partner oder ein nahestehender Mensch eine Essstörung hat, sprechen Sie ihn oder sie vertrauensvoll und vorsichtig auf das Verhalten an. Im Fall von Night-Eating kann es z. B. passieren, dass Sie ihn oder sie beim nächtlichen Essen „ertappen". Die meisten NES-Betroffenen schämen sich für das nächtliche Essen und empfinden es als sehr belastend. Vermeiden Sie auf jeden Fall, vorwurfsvoll zu reagieren. Wenn Betroffene darüber sprechen wollen, ist es sinnvoll zuzuhören und Unterstützung anzubieten. Gleiches gilt in Situationen, in denen Ihr Partner, Ihr Kind oder Ihre Arbeitskollegin sich Ihnen anvertraut: Seien Sie eine ruhige, zutrauliche Gesprächspartnerin. Sicherlich kommen Ihnen in dem Gespräch Ideen, die der betroffenen Person aus Ihrer Sicht helfen können. Versichern Sie sich zuerst, ob Ihr Ratschlag erwünscht ist, indem Sie direkt nachfragen. Oft wird die Antwort „ja" lauten. Es kann aber auch sein, dass nur das Bedürfnis zu reden besteht oder eine konkrete Frage aufgetaucht ist, z. B., ob Sie einen Therapeuten empfehlen können.

Wenn Sie das Gefühl haben, dass ein Familienmitglied, eine Freundin oder ein Freund nach dem Essen Gegenmaßnahmen einleitet, können Sie versuchen, die Betroffene/ den Betroffenen einfühlsam und vorsichtig darauf anzusprechen. Möglicherweise können Sie ihn oder sie in diesem Gespräch zu einer Beratung motivieren. Manchmal gelingt es bereits durch das Ansprechen, die Ausprägung und den Verlauf des Essverhaltens positiv zu beeinflussen.

Unabhängig davon, ob Sie mit der/dem Betroffenen verwandt oder befreundet sind, ist es immer sinnvoll, als vertrauensvolle Gesprächspartner zur Seite zu stehen, zuzuhören und Unterstützung anzubieten, die im Rahmen des Machbaren liegen. Das kann zum Beispiel Hilfe bei der Therapeutensuche und die Begleitung der Betroffenen zu einem Beratungsgespräch sein.

Hilfreich kann es zudem sein, dass Sie Ihrer Rolle treu bleiben. Angenommen, Sie sind die Schwester einer NES-Betroffenen, dann sollten Sie sich weiterhin so verhalten, wie Sie es als Schwester immer tun. Wenn Sie das Gefühl haben, dass ein Gespräch mit einem Arzt oder einer Psychotherapeutin sinnvoll ist, dann können Sie einen Anstoß geben, dass sich Ihre Schwester Hilfe sucht. Selbstverständlich können Sie Ihrer Schwester auch bei der Suche nach einer Fachkraft helfen und sie begleiten – vorausgesetzt, Sie sind sich beide einig darüber.

In kleinen Dingen unterstützen

Da zu sein und an kleinen Dingen mitzuwirken, wird vielen Betroffenen helfen. Wenn beispielsweise Ihr Partner am NES leidet, können Sie unterstützen, indem die Schlafumgebung dunkel ist und auf spätabendliches Fernsehen im Bett verzichtet wird. Bemerken Sie, dass Ihr Partner zum Essen greift, reagieren Sie möglichst sachlich. Es ist ein Unterschied, ob Sie aussprechen: „Ich dachte, Du willst nachts nichts mehr essen. Warum machst Du es weiterhin?" oder „Ich habe bemerkt, dass Du letzte Nacht aufgestanden bist, um zu essen. Gab es einen Auslöser dafür, dass Du Dich anders verhalten hast, als Du Dir ursprünglich vorgenommen hast?" Der erste Ausspruch kann dazu führen, dass sich der Betroffene ertappt und schuldig fühlt. Im zweiten Ausspruch hingegen ermutigen Sie Ihren Partner, über das nächtliche Essen nachzudenken und sich Ihnen anzuvertrauen.

Wenn Sie zusammen in einem Haushalt leben und gemeinsam die Mahlzeiten zu sich nehmen, können Sie z. B. beim Kochen mithelfen. Wichtig ist dann, dass Sie eine Vereinbarung zu den Gerichten und den Essenszeiten getroffen haben.

Auch an Entspannungskursen können Sie als Angehörige teilnehmen. Voraussetzung hierfür ist wiederum, dass es von beiden Seiten erwünscht ist.

Angehörigengruppen

Es ist immer wichtig, dass Sie auf Ihre eigenen Bedürfnisse und Gefühle achten. Dazu gehört, dass Sie es aussprechen, wenn Sie das Verhalten, die Gesprächsinhalte und den körperlichen sowie seelischen Zustand der Betroffenen als so kritisch empfinden, dass Sie an Ihre persönlichen Grenzen treffen. Zudem können auch Sie sich professionell beraten lassen oder sich einer Selbsthilfegruppe anschließen.

Unterstützung und Hilfe für Betroffene zu leisten, erfordert oft viel Kraft und kann die Gemütslage beeinflussen. Manchmal werden der seelische Druck und die Verzweiflung für Angehörige durch die Erkrankung eines geliebten Menschen mit einer Essstörung so groß, dass man selbst Unterstützung braucht. In sogenannten Angehörigengruppen können sie sich dann in einem geschützten Rahmen über Sorgen und Erfahrungen mit anderen Angehörigen austauschen. Treffen in Angehörigengruppen helfen aber auch dabei, sich gegenseitig Mut zuzusprechen, kleine oder große Erfolge zu feiern und sich darüber auszutauschen, was helfen kann, wenn Sie sich schlecht fühlen. Angehörigengruppen gibt es in jeder Stadt, manchmal auch im ländlichen Raum. Bitte achten Sie bei der Wahl einer Angehörigengruppe darauf, dass diese von einer qualifizierten Person (Psychologen, Sozialarbeiter oder Seelsorger) angeleitet werden.

Besondere Hinweise für Eltern von Kindern mit Pica-Syndrom, ARFID und Ruminationsstörung

Zu den wichtigsten Maßnahmen für Eltern, deren Babys und Kleinkinder von Pica, ARFID oder Ruminationsstörung betroffen sind, gehört die professionelle Beratung. Darüber hinaus können die folgenden Hinweise hilfreich sein.

Wenn ein Kind betroffen ist: Als Mutter, Vater oder nahestehender Mensch wird das Verhalten des Kindes oft als belastend empfunden. Zögern Sie daher nicht, Unterstützung in Anspruch zu nehmen – ob anonym oder bei einer Psychotherapeutin, einem Psychiater oder dem Hausarzt.

Sollten Sie das Verhalten bei einem fremden Kind beobachten und zusätzlich den Eindruck haben, dass das Kind durch sein Umfeld an den Beschwerden leidet, sollten Sie sich vertrauensvoll an das örtliche Jugendamt oder an eine psychosoziale Beratungsstelle wenden.

Wenn ein Jugendlicher oder Erwachsener von der Ruminationsstörung betroffen ist: Sprechen Sie den betroffenen Menschen behutsam und vertrauensvoll auf das Verhalten an. Erkundigen Sie sich, ob das Wiederhochwürgen bzw. Aufstoßen schon häufiger vorgekommen ist.

Lachen Sie die Betroffene oder den Betroffenen nicht aus, und machen Sie keine Vorwürfe. Menschen mit einer Ruminationsstörung haben ohnehin oft große Angst, dass ihr Verhalten entdeckt wird und empfinden Scham vor dem eigenen Verhalten.

Hören Sie der betroffenen Person zu, wenn sie über ihre Gefühle, Gedanken und ihr Handeln sprechen möchte. Möglicherweise können Sie bei der Suche nach einer Beratungsstelle oder einem Therapieplatz helfen.

Sollten Sie darüber hinaus bemerken, dass sie stark an Gewicht verloren hat, dann ermutigen Sie ihn oder sie bitte dazu, den Hausarzt zu kontaktieren und das Gewicht sowie die Nährstoffversorgung überprüfen zu lassen. Hausarzt bzw. -ärztin sind oft erste Ansprechpartner für weitere Therapien: Er oder sie kann eine Überweisung für eine Psychotherapie oder das EMG-Biofeedback-Training anstoßen, bei einem Mangel Präparate und eine ambulante Ernährungstherapie verordnen.

Unterstützung der Eltern von Kindern mit Pica, ARFID oder Ruminationsstörung

Um die Mutter und den Vater sowie andere Bezugspersonen, deren Kind an Pica, ARFID oder Ruminationsstörung leidet, zu unterstützen, können Sie vor allem als vertrauensvolle Zuhörerin helfen. Die Bezugspersonen leiden oftmals stark unter der Verhaltens- und Ernährungssituation des Kindes. Sofern noch keine Behandlung erfolgt, können Sie Hilfe bei einer Suche nach einer Beratungsstelle oder einer Therapie anbieten.

Vielleicht gibt es auch Situationen, in denen Sie als Außenstehende zunächst auf das problematische Verhalten des Kindes aufmerksam machen sollten. Wenn Sie beispielsweise als Erzieherin tätig sind, und die Nahrungsverweigerung eines Kindes auffällig ist und es ggf. an Gewicht verloren hat, sollten Sie die Eltern hierauf ansprechen und zur Einleitung von Maßnahmen motivieren.

Anhang

Hilfreiche Adressen

- TelefonSeelsorge® – Unterstützung bei Sorgen und Problemen. Telefonnummern: 0800 1110111 oder 0800 1110222
  www.telefonseelsorge.de
- Psychenet – Netz psychische Gesundheit. Telefonnummern und Adressen für Erwachsene, die noch am selben Tag Hilfe brauchen: https://www.psychenet.de/de/hilfe-finden/schnelle-hilfe/soforthilfe.html
- Bundes Fachverband Essstörungen e.V. (BFE)
  www.bundesfachverbandessstoerungen.de
- Bundeszentrale für gesundheitliche Aufklärung e.V. (BZgA)
  www.bzga.de
- Deutsche Gesellschaft für Essstörungen e.V. (DGESS)
  www.dgess.de

Literaturverzeichnis

Abbasi B, Kimiagar M, Sadeghniiat K et al.: The effect of magnesium supplementation on primary insomnia in elderly: A double-blind placebo-controlled clinical trial. J Res Med Sci. 2012; 17: 1161–1169.

AWMF online: S3-Leitlinie Diagnostik und Behandlung der Essstörungen. 2020. https://www.awmf.org/uploads/tx_szleitlinien/051-026l_S3_Essstoerung-Diagnostik-Therapie_2020-03.pdf [Stand: 26.08.2020].

Birdsall TC: 5-Hydroxytryptophan: a clinically-effective serotonin precursor. Altern Med Rev. 1998; 3 (4): 271–280.

Bundesinstitut für Arzneimittel und Medizinprodukte (BfArM): Aurantii pericarpium (Pomeranzenschale). https://buecher.heilpflanzen-welt.de/BGA-Kommission-E-Monographien/aurantii-pericarpium-pomeranzenschale.htm [Stand: 25.09.2020].

Darbinyan V, Aslanyan G, Amroyan E et al.: Clinical trial of Rhodiola rosea L. extract SHR-5 in the treatment of mild to moderate depression. Nord J Psychiatry. 2007; 61: 343–348.

Deutsche Diabetes Hilfe: Insulin Purging. 2013. https://www.diabetesde.org/ueber_diabetes/was_ist_diabetes_/diabetes_lexikon/insulin-purging [Stand: 27.08.2020].

Deutsche Gesellschaft für Ernährung (DGE): Vitamin B6/ Vitamin D/ Kalzium/ https://www.dge.de/wissenschaft/referenzwerte [Stand: 03.09.2020].

Emanuele E, Bertona M, Minoretti P et al.: An open-label trial of L-5-hydroxytryptophan in subjects with romantic stress. Neuro Endocrinol Lett. 2010; 31: 663–666.

European Food Safety Authority (EFSA): Tolerable upper intake levels for vitamins and minerals. 2006. https://www.efsa.europa.eu/sites/default/files/efsa_rep/blobserver_assets/ndatolerableuil.pdf [Stand: 03.09.2020].

Europäische Arzneimittel Agentur (EMA): Assessment report on Melissa officinalis L., folium 2013 / Assessment report on Lavandula angustifolia Miller, aetheroleum and Lavandula angustifolia Miller, flos 2012 / Assessment report on Passiflora incarnata L., herba 2014. https://www.ema.europa.eu/en [Stand: 09.10.2020].

Europäische Arzneimittel Agentur (EMA): Community herbal monograph on Centaurium erythraea Rafn.; Herba. 2008. / Community herbal monograph on Glycyrrhiza glabra L. and/or Glycyrrhiza inflata Bat. and/or Glycyrrhiza uralensis Fisch., radix 2012/Community herbal monograph on Humulus lupulus L., flos 2014/Community herbal monograph on Lavandula angustifolia Miller, aetheroleum 2012./Community herbal monograph on Melissa officinalis L., folium. 2013/Community herbal monograph on Passiflora incarnata L., herba 2014. https://www.ema.europa.eu/en [Stand: 05.10.2020].

Fichter MM, Quadflieg N: Mortality in eating disorders – results of a large prospective clinical longitudinal study. Int J Eat Disord. 2016; 49: 391–401.

Gao L, Wu C, Liao Yet et al.: Antidepressant effects of Rhodiola capsule combined with sertraline for major depressive disorder: A randomized double-blind placebo-controlled clinical trial. J Affect Disord. 2020; 15: 99–103.

Garino J: Parenterale Ernährung. Ernährungs Umschau. 2020; 4: M224–M233.

Gröber U: Mikronährstoffe – Metabolic Tuning – Prävention – Therapie. Stuttgart: Wissenschaftliche Verlagsgesellschaft 2011.

Heseker B, Heseker H: Nährstoffe in Lebensmitteln. Sulzbach im Taunus: Umschau Zeitschriftenverlag 2007.

Hou Y, Hsiu S, Tsao C et al.: Acute intoxication of cyclosporin caused by coadministration of decoctions of the fruits of Citrus aurantium and the pericarps of Citrus grandis. Planta Med. 2000; 66 (7): 653–655.

Huang YC, Wahlqvist ML, Lee MS: Sleep quality in the survival of elderly taiwanese: roles for dietary diversity and pyridoxine in men and women. J Am Coll Nurt. 2013; 32: 417–427.

Huether G, Schmidt S, Rüther E: Essen, Serotonin und Psyche: Die unbewusste nutritive Manipulation von Stimmungen und Gefühlen. Dtsch Ärtzebl. 1998; 95: A-477–479.

Ledochowski M, Widner B, Murr C et al.: Fructose malabsorption is associated with decreased plasma tryptophan. Scand J Gastroenterol. 2001; 36: 367–371.

Max Rubner-Institut (Hrsg.): Nationale Verzehrsstudie II: Wie sich Verbraucher in Deutschland ernähren. 2008. https://www.mri.bund.de/fileadmin/MRI/Institute/EV/ NVSII_Abschlussbericht_Teil_2.pdf [Stand: 30.10.2020].

Martineau A, Jolliffe D, Hooper R et al.: Vitamin D supplementation to prevent acute respiratory tract infections: systematic review and meta-analysis of individual participant data. BMJ. 2017; 356: i6583. doi: 10.1136/bmj.i6583.

Nchito M, Wenzel Geissler P, Mubila L et al.: Effects of iron and multi-micronutrient supplementation on geophagy: a two-by-two factorial study among Zambian schoolchildren in Lusaka. Trans R Soc Trop Med Hyg. 2004; 98: 218–227.

NN: Monograph – 5-Hydrxytryptophan. Atern Med Rev. 1998; 3: 224–226. https://www.altmedrev.com/archive/publications/3/3/224.pdf [Stand: 02.09.2020.

NN: Leistungssport: Der Schatten im Sport. ÖÄZ 6 – 25.03.2018. https://www.aerztezeitung.at/archiv/oeaez-2018/oeaez-6-25032018/leistungs-sport-der-schatten-im-sport.html [Stand: 27.08.2020].

Pillai M, Young D, Abdul Majid H: Therapeutic potential of Alpinia officinarum. Mini-reviews in medical chemistry. 2018; 14. doi: 10.2174/138955 7517666171002154123.

Rondanelli M, Opizzi A, Faliva M et al.: Satiety and amino-acid profile in overweight women after a new treatment using a natural plant extract sublingual spray formulation. Int J Obes (Lond). 2009; 33: 1174–1182.

Schilcher H (Hrsg.): Leitfaden Phytotherapie. München: Urban & Fischer 2016.

Schröcksnadel K, Wirleitner B, Winkler C et al.: Monitoring tryptophan metabolism in chronic immune activation. Clin Chim Acta. 2006; 364: 82–90.

Svaldi J, Griepenstroh J, Tuschen-Caffier B et al.: Emotion regulation deficits in eating disorders: a marker of eating pathology or general psychopathology? Psychiatry Res. 2012; 197: 103–111.

Turner E, Loftis J, Blackwell A: Serotonin a la carte: Supplementation with the serotonin precursor 5-hydroxytryptophan. Pharmacol Ther. 2006; 109 (3): 325–338.

Zimmermann M, Schurgast H, Burgenstein UP: Burgenstein Handbuch Nährstoffe. Stuttgart: Trias 2012.

Die Autorin

Dr. Nadine Berling ist Ökotrophologin (Haushalts- und Ernährungswissenschaftlerin) und hat in theoretischer Medizin über Tibetische Medizin und Heilpflanzen promoviert. Sie ist als niedergelassene Ernährungstherapeutin und als Fachbuchautorin mit den Schwerpunkten Naturheilkunde und Ernährung tätig.

Ihr Werdegang verlief zunächst ganz anders. In den 1990er Jahren machte sie eine pharmazeutisch kaufmännische Ausbildung und arbeitete einige Jahre in einer Apotheke. Anschließend studierte sie Ökotrophologie in Osnabrück und erhielt im Jahr 2001 die Chance, über eine Partnerorganisation der UNESCO ein Praxissemester bei einem tibetischen Arzt in Nepal zu absolvieren.

Aus diesem Praxissemester entstanden verschiedene spannende Projekte zur Tibetischen Medizin und tibetischen Heilpflanzen, die sie durch die Förderung der Carstens-Stiftung durchführen konnte. In den darauffolgenden zehn Jahren forschte und arbeitete sie in Nepal, Indien und Deutschland. Ihre Arbeit wurde von Frau Prof. Dr. Claudia Witt und Frau Prof. Elisabeth Leicht-Eckardt begleitet. Nadine Berling spricht über diese Jahre, ohne die ihr Lebensweg anders verlaufen wäre, mit Dankbarkeit und nennt sie ein Privileg.

2011 kehrte Nadine Berling zurück nach Deutschland und beschäftigte sich neben der Tibetischen Medizin verstärkt mit der europäischen Heilpflanzenkunde (Phytotherapie) und Ernährungskrankheiten, bevor sie sich auf ihre Tätigkeit als Autorin konzentrierte.

Natur und Medizin e.V. – Eine starke Gemeinschaft

Ob Pflanzenheilkunde, Homöopathie oder Blutegeltherapie – die Komplementärmedizin ist sehr vielseitig. Antworten darauf, welche Therapieverfahren bei welchen Krankheiten helfen, gibt Natur und Medizin e.V. Der Verein und seine Mitglieder unterstützen die Carstens-Stiftung in ihrem Auftrag, die Naturheilkunde und Homöopathie wissenschaftlich zu erforschen. Das Ziel ist eine Integrative Medizin, in der moderne Erkenntnisse und traditionelles Wissen, Hochschulmedizin und Naturheilkunde keine Gegensätze, sondern gleichberechtigte Akteure sind.

Der Auftrag von Natur und Medizin e.V. ist es, die Bevölkerung fundiert zu informieren, so dass immer mehr Menschen davon profitieren können. Die Mitgliederzeitschrift Natur und Medizin bietet neben aktuellen Berichten zur Komplementärmedizin auch eine Vielzahl praktischer Selbsthilfetipps. Ein exklusives Ratgeberangebot und Bücher aus dem eigenen Verlag liefern ausführliche Informationen zu bestimmten Krankheiten und deren Therapiemöglichkeiten.

Helfen Sie mit, Naturheilkunde und Homöopathie zu fördern und zu erhalten! Natur und Medizin ist auf Ihre Unterstützung angewiesen: Mit Ihren Mitgliedsbeiträgen, Buchkäufen und Spenden finanziert Natur und Medizin wichtige Forschungsprojekte, bezieht Stellung und berät Patienten unabhängig.

Werden Sie Mitglied, spenden Sie für die Komplementärmedizin, empfehlen Sie uns weiter!

Weitere Informationen erhalten Sie unter:
Natur und Medizin e.V., Am Deimelsberg 36, 45276 Essen,
Telefon: 0201/56305 70, www.naturundmedizin.de |
www.kvc-verlag.de | www.carstens-stiftung.de